男が老化しない生き方

石原結實

PHP文庫

○本表紙図柄＝ロゼッタ・ストーン（大英博物館蔵）
○本表紙デザイン＋紋章＝上田晃郷

はじめに――筋肉こそ男の原点

「男」という字は、「田」に「力」と書く。「田」は、「水田」の他にも火田、つまり「畑」も意味し、また「狩り」の意味もあるという。

要するに、男は、耕作や狩りに「力」仕事をして、女や子供を養うために食料を確保する役割を果たしてきたと言える。

男と女の違いは、生殖器を除けば、筋肉の含有量に顕著に表われる。平均的に言って、男の体重の約45％が筋肉であり、女の約36％に比べて、かなり多い。

つまり、極論すれば、**男の価値の根本は筋肉であり、筋肉こそ男の原点である、という自覚を男はもつべきだ。**

筋肉細胞からは、男性の男性たる所以《ゆえん》の根本的ホルモンである「テストステロン」が産生、分泌される。もともとテストステロンは、睾丸で主に産生されるが、筋肉でも作られている。

テストステロンなしには、男性の体、精神を語ることはできない。人間の細胞の核内にある染色体は、主にＤＮＡ（デオキシリボ核酸）でできていて、細胞の分裂や増殖、つまり遺伝や性の決定の主役を演じている。ヒトの染色体数は「46」で、22対の常染色体と1対の性染色体（女＝XX、男＝XY）から成っている。このY染色体上の雄を決定する遺伝子にテストステロンが働いた個体が雄になる。これが決まるのは受精後8～9週間頃である。

よって、テストステロンによって、男が作られ、テストステロンによって、陰茎や陰のうの増大、口ひげの発生、声変わり、筋肉や骨の発育など身体面の「二次性徴」が発現する。また、精神的にも男性化が起こるのである。

本著では、「筋肉」「テストステロン」の働きを説明し、「筋肉」や「テストステロン」を増加させて、肉体的にも、精神的にも、タフで健康な「男」を甦らせる方法について述べていきたい。

男が老化しない生き方　目次

はじめに――筋肉こそ男の原点

第一章

男の健康の源は筋肉にある

・男の体重の45％を占める筋肉の役割　14
・男にとって下半身の筋肉こそ命　16
・「歩行速度」で「病気」や「死」が予見できる　19
・「膝伸展力」(下肢の力)が弱いと種々の病気にかかりやすい　22
・「握力」や「腹筋力」が寿命を左右する　23
・なぜ、筋肉が「病気」や「死」と深く関わっているのか　25
・1日「数分」の運動でも寿命が延びる　37
・長時間の〝座りっ放し〟は寿命を縮める　39
・老化、性力低下の原因は下半身の筋力の衰え＝「腎虚」　40

・日本のセックスレスは世界一　43
・男性が女性化する本当の原因　48
・40歳以上の男性の2人に1人はED　49
・うつと間違われる「男性更年期障害」　53
・「メタボ」の原因も筋肉とテストステロンの減少　57
・男性器がゴリラよりも大きい理由　61
・男らしさの源「テストステロン」　65
コラム　EDになりやすい人の傾向　68

第二章　男の病気を予防する1日3分運動

・ウォーキングは、日常生活の中で工夫を　70

・「1日3分」で筋肉を鍛えるには
——「動的運動」と「静的運動」を組み合わせる　71
(1)アイソメトリック(静的)運動　74
(2)アイソトニック(動的)運動　76
・時間がある人は、是非、腹筋運動を!!　88
・筋肉を効率よく発達させるには　94
・性力を強める簡単体操　95

第三章

効果抜群！ 精力がアップする食べ物

・家康が愛用した「八味地黄丸」の効果　104
(1) 土の中に育つ〝根菜〟類　107
・山芋——高い強精作用と老化防止作用　107

・人参――リンゴと一緒にジュースとして飲めば病気知らず　109
・ゴボウ――昔から男性の強精剤として知られる　112

（2）その他の土の中に育つ〝根〟の強精食物　114

・タケノコ――集中力を高める「チロシン」の原料が豊富　114
・ニンニク・玉ネギ・ネギ・ラッキョウ・ニラ
――性欲回復ミネラル「セレン」が強精効果を発揮　115
・生姜――イスラムでは媚薬として使われていた　118

（3）ヌルヌル・ネバネバ食品　122

・納豆――バイアグラのような性力増強効果　123
・ウナギ・ドジョウ――精子の成分である「アルギニン」が多量　126
・卵――食物中最上・最高の強精食　127
・タラコ・シラコ・イクラ――「タウリン」が血液をサラサラに　128

(4)魚、魚介、肉などの動物性食物 130
・エビ・カニ・イカ・タコ・貝・カキ・ナマコなどの魚介類
——「海の朝鮮人参」「海のミルク」とよばれるほど滋養たっぷり 130
・カツオ節——「ノルアドレナリン」の原料の含有量が高い 132
・肉——ホルモンを作る必須アミノ酸が豊富 133
(5)その他の強精食物 136
・ゴマ——精力絶倫を誇った秀吉の好物 136
・セロリ——古代ギリシャから伝わる万能薬 138
・ザクロ——男性ホルモン「テストステロン」の合成・分泌作用を促す 140
コラム セックス・ミネラル=亜鉛を多く含む食物 141
・体を温める生活と食べ物 143
・「空腹」の時間が性力を強くする 151
・男の体が甦る「石原式基本食」 157

第四章
男の自信が甦る心のもち方

・男には誰かを「守る」という本能が刻まれている　160
・女が男に求める「優しさ」に注意！　162
・「女」に好かれなければ「男」は甦らない　164
・互いの心と体の健康を増進させるセックス　166
・「朝立ち」のない人は、心筋梗塞、脳卒中に注意　170

第五章
男の体と心の病気を防ぐ・治す

・動脈硬化　174
・高血圧　176
・脳卒中　180

・狭心症・心筋梗塞 182
・糖尿病 186
・肝炎・脂肪肝 189
・うつ・自律神経失調症・不眠症などの精神の不調 193
・肥満 197
・ガン 200
西洋医学のガン治療は、ほとんど効果がない 200
欧米食の過剰摂取 203
体温の低下 204
抗ガン剤や放射線治療にどう対処するか 209
黒ゴマ塩、梅干し、生姜粉末をもち込もう 211
あとがき――65歳の現在、メタボなし、持病なしの超健康な私 213

第一章

男の健康の源は筋肉にある

男の体重の45％を占める筋肉の役割

　人体の筋肉は約２００種、６５０個も存在し、平均的に男性は体重の約45％、女性は約36％を占めている。ただし、トレーニングを十分にしている人の場合、全体重の50％を超えることもあるし、逆に運動不足の人や栄養過多の肥満の人では、30％以下になることもある。

　筋肉は、一般的には骨格筋《こっかくきん》のことをいうが、胃腸や胆のうなどの内臓や血管の壁を作っている筋肉は平滑筋《へいかっきん》、心臓の筋肉は心筋《しんきん》とよばれる。

　骨格筋は、数百〜数千本の筋繊維《きんせんい》とよばれる細胞より成り立っており、その直径は０・05〜０・１㎜、長さは数㎜から数十㎝に及ぶものまである。

　一般的に知られている筋肉の働きは、

①手や足を動かす

②起立したり姿勢を保ったりする

起立するには、背中の筋肉（背筋）、お尻の筋肉（大臀筋《だいでん》）、下肢の筋肉が協力して働く必要がある。

③咀嚼する

食べ物をかむために咀嚼《そしゃく》筋が働く。

④呼吸を助ける

呼吸をするためには横隔膜（これも筋肉！）、肋間筋《ろっかん》、大胸筋、僧帽筋《そうぼう》など、胸や背中のまわりの筋肉の働き（収縮と弛緩）が重要。

⑤まばたきをする

「まばたき」は、物理的には外界の有害物質から目を守り、また、涙の分泌を促すことによって、目を乾燥と細菌による感染から防ぐ働きがある。

⑥喜怒哀楽の感情を作る

顔の筋肉（表情筋）を収縮させたり弛緩させたりすることで、笑う、怒るなどの表情が作られる。

⑦血液の貯蔵

安静時でさえ、全身の血液循環量の約20％が筋肉内に存在している。

などである。

これらの筋肉の働きは、目に見えるものであったり、自覚できることなのでわかりやすいが、筋肉の働きは、これだけではない。

男にとって下半身の筋肉こそ命

人体最大の臓器は、肝臓と言われているが、肝臓は、体重の60分の1くらい（約1kg）しかなく、**体重の40％前後を占める筋肉こそが人体最大の器官**である。よって、筋肉を動かさずして、鍛えずして、健康はありえない。

その**筋肉の約70％は腰より下の下半身に存在**する。全身の約650の筋肉

図表1：全身の筋肉

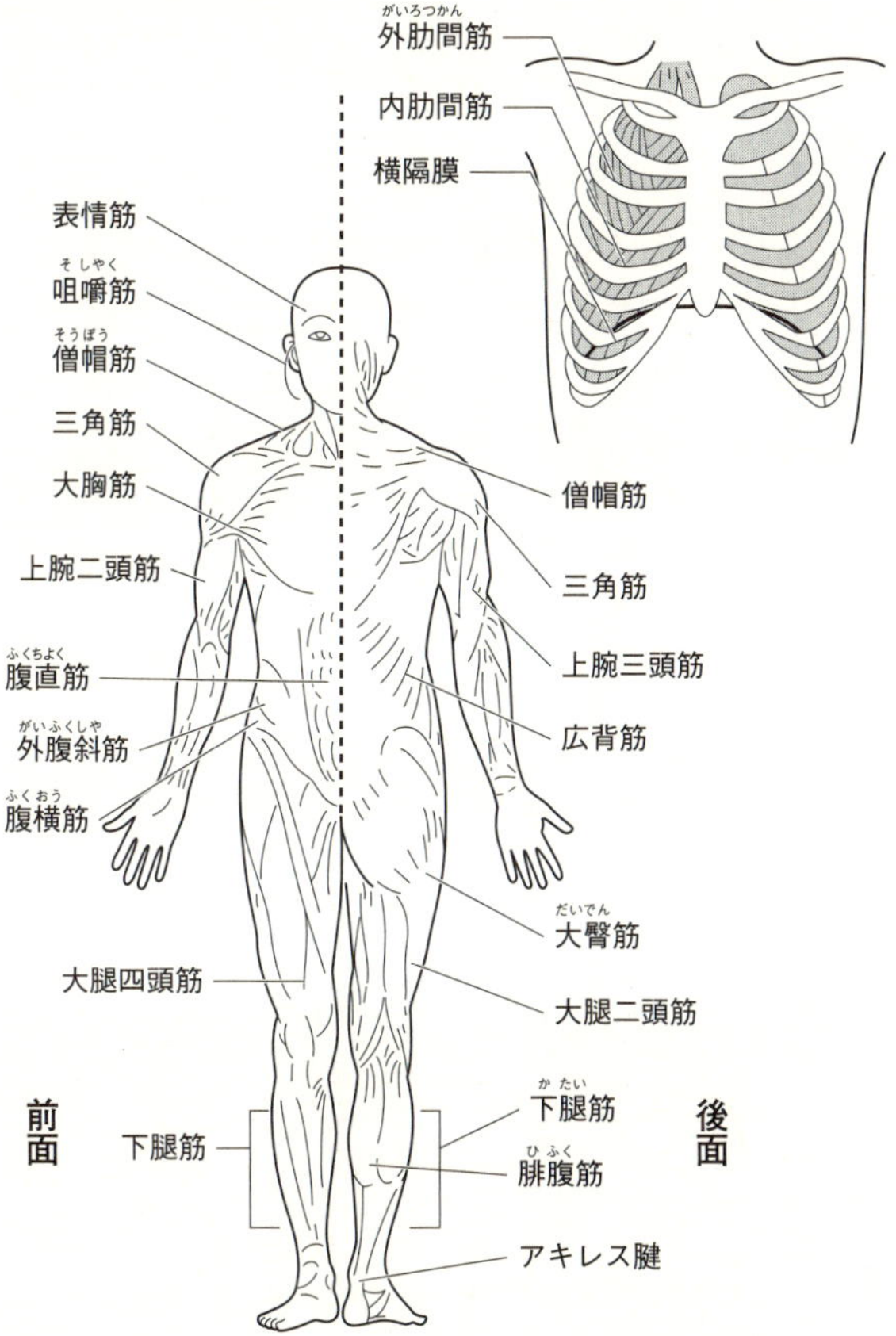
外肋間《がいろつかん》筋
内肋間筋
横隔膜
表情筋
咀嚼《そしやく》筋
僧帽《そうぼう》筋
三角筋
大胸筋
上腕二頭筋
腹直《ふくちよく》筋
外腹斜《がいふくしや》筋
腹横《ふくおう》筋
大腿四頭筋
前面
下腿筋
僧帽筋
三角筋
上腕三頭筋
広背筋
大臀《だいでん》筋
大腿二頭筋
下腿《かたい》筋
腓腹《ひふく》筋
アキレス腱
後面

のうち最大の大臀筋や大腿四頭筋《だいたいしとうきん》が年とともに弱ってくると、尻が下がり、太ももが細くなり、下半身が何となく寂しくなってくる。すると、これまで、こうした大きくて丈夫な筋肉で支えられていた体重が、腰や膝に直接かかってきて、腰痛や膝の痛みが現われてくる。これは、整形外科的な病気であるが、腰痛や、膝の痛みが出てくる頃に、糖尿病、痛風、虚血性心疾患（狭心症、心筋梗塞）、脳卒中（脳出血、脳梗塞）、高血圧、脂肪肝、ガン……等々の内科の病気も併行して、出現してくることが少なくない。なぜなら、筋肉は、動いたり、姿勢を正したり、という一般に理解されている作用の他に、健康維持、病気予防に重要な種々の生理作用を有しているからだ。これについては26ページより詳しく説明する。

ともかくも、尻や下肢の筋肉が削《そ》げ落ちて下半身が寂しくなると、種々の病気の他にも、老眼、白内障、難聴、歯そう膿漏《のうろう》、シミ・ソバカス、白髪やハゲ……等々の老化現象も現われてくる。**「老化は足（脚）から」**と言われる所以である。

「歩行速度」で「病気」や「死」が予見できる

「老化は足（脚）から」を端的に表わすのが、「歩くスピード」や「椅子から立ち上がる時間」である。

平均的な歩行速度は、1秒＝1・3m（1分＝約80m）、1時間＝4・8㎞である。

それより遅いと転倒する確率が4倍になり、逆に1秒間で2m歩ける人は、転ぶ確率が5分の1に減る、という研究がある。

「アメリカ老人病学会報」（2007年11月号）に、「患者の体調がよくなって歩行速度が速くなると、死の危険は反比例して低下する」と発表されたことがある。つまり、**歩行速度は、生命力の指標**になるわけだ。

アメリカのピッツバーグ医科大学でも、65歳以上の3万4000人を対象にした調査で、「歩行速度が秒速1m以上の人は、それ以下の人より長生き

図表2：歩くスピードと疾患リスクの相関

歩くスピード	脳梗塞のリスク	糖尿病のリスク
速い	0.42	0.60
ふつう	0.68	0.82
遅い	1.00	1.00

する」ことが明らかにされている。

同じく、ピッツバーグ医大のステファニー・ストゥデンスキー博士が「高齢者500人の日常の歩行速度を測定した後、9年後に同じ人達の健康状態を調べた」ところ、「歩くスピード」の違いにより、

歩くスピードの遅かった人――77％死亡
歩くスピードの中程度の人――50％死亡
歩くスピードの速かった人――27％死亡

という結果が得られた。

また米国で看護師8万人を8年間追跡調査した研究がある。

図表3：種々の身体能力と死亡率の関係

下位25%の人の、上位25%の人に対する死亡率	
歩行速度	2.87倍
椅子から立ち上がる時間	1.96倍
握力	1.67倍

歩くのが速い（時速4・8km以上）
歩くのがふつう（時速4・8〜3・2km）
歩くのが遅い（時速3・2km未満）

に分けて比較したところ、「遅い」を「1・0」とした場合、図表2のような結果が得られている。

さらに、ロンドン大学のレイチェル・クーパー博士らが、5万3476人について、「種々の身体能力と死亡率」との関係を調べたところ、図表3のような興味深い結果が得られた（British Medical Journal 2010年9月号）。

つまり、筋力、とくに「歩行速度」や「椅子から立ち上がる時間」に、直接影響する**下半身の筋力が弱い人（下位の人）ほど死亡率が高かったのである。**

こうした、種々の研究により、老化は足（脚）、下半身の筋力低下より始まることがわかる。

「膝伸展力」（下肢の力）が弱いと種々の病気にかかりやすい

スウェーデンのカロリンスカ大学で16〜19歳のスウェーデン男性およそ10万人を24年間にわたり追跡調査した。参加時に「膝と肘関節の伸展・屈曲力」「握力」「血圧」「BMI（肥満指数）」などを計測した。

24年間に2万6145人が死亡したが、死因は、

自殺　22・3%
ガン　14・9%

心臓循環器系疾患　　7・8％

の順であった。その結果「膝伸展力」（下肢の力）、「握力」で最も高い点数を出したグループが、その他に比べ、全死亡率と、心血管系疾患による死亡率が20〜35％も低かった。

自殺による死亡率も20〜30％低く、うつ病や統合失調症を発症するリスクも15〜65％低かった。

逆に、**「筋力の最も弱かった群」は、すべての死因による死亡リスクが一番高かった。**

「握力」や「腹筋力」が寿命を左右する

カナダのヨーク大学で20歳から69歳までの、8000人を13年間追跡調査した結果が興味深い。

調査の内容は、
①腹筋運動
②腕立て伏せ
③握力
④腰やふくらはぎの筋力
⑤体脂肪率

などで、13年間に238人が死亡したが、
(1)腹筋運動で成績が下位だった男女
(2)握力で下から4分の1までの成績下位の男性
が死亡率が高かった。

日本の厚労省研究班の調査でも「男女2527人を男女別に握力が弱い順から均等に各4組に分け、20年間追跡調査した」ところ、「握力が最も強い組＝男性47kg以上、女性28kg以上の死亡リスクは、最も弱い組＝男性35kg未

満、女性19kg未満より40%も低かった」という。

心臓病や脳卒中などの発症リスクも、握力の強い組は50%も低かった。

握力は「全身の総合的な筋力の指標になる」ので、**握力の低下は、全身の筋力の低下を表わしている**、という。

東京都の江戸川区では、2008年から75歳以上の人の健診に、「握力」測定を義務づけている由。

なぜ、筋肉が「病気」や「死」と深く関わっているのか

これまで述べてきたことから、「筋肉」「筋力」が、「病気の発生」のみならず「死亡率」とも大きく関わっていることがわかる。それは、次に示すような筋肉の働き（生理作用）を考えれば容易に理解できる。

(1)体熱を作り、免疫力を上げる

人体の熱（体温）の約40％は、筋肉で産生される。

スポーツや筋肉運動、入浴、サウナ浴などで発汗が始まる頃は、体温が1℃上昇している。**体温が1℃上昇すると、免疫力は一時的に5～6倍になる、**とされている。**逆に体温が1℃低下すると、免疫力は約30％減弱する。**

50年前の日本人の脇の下の体温は、（36・89±0・34）℃であったと医学大事典に書いてある。つまり、低い人でも36・55℃、高い人は37・23℃もあったことになる。

今、外来にこられる患者さんの体温を計ると、高い人でも36・2～3℃、ほとんどの人が35℃台である。時に、34・0℃台の人もいて、驚くことがよくある。

つまり、日本人の体温が半世紀で、1℃以上下がったことが、この40年で医師が13万人から30万人に増加し、医療も発達し、年間39兆円もの医療費を費消しながらも、病気は一向に減らない、どころか、どんどん増加している一大要因であろう。

日本人の体温を低下させた最大の要因は、交通機関の発達、電気掃除機、洗濯機などの家電製品の普及による筋肉運動、労働の不足である。

⑵筋肉のミルキング・アクションで、心臓循環器系の働きを助ける

筋肉を動かして、筋肉組織が収縮と弛緩をくり返すと、筋肉内を走っている血管も収縮と拡張をする。これをmilking action《ミルキング・アクション》（乳しぼり効果）という。足の裏の血液が、心臓まで戻ってくるためには、心筋の引く力だけでは、十分でなく、このミルキング・アクションの助けによるところ大である。

つまり、**筋肉運動をすることにより、心臓・循環器の負担はうんと少なくなる**わけだ。

以前は、「心臓病の人には、運動は禁止」が医学界の常識であったが、今では、狭心症や心筋梗塞の患者に対して、「筋肉トレーニングをするように」と、アメリカ心臓リハビリテーション協会が勧告を出しているほどである。

肉体労働者やスポーツマンは、一般の人より、心臓の筋肉（心筋）に栄養や酸素を送り込んでいる冠動脈の内径が大きく、また、心筋の毛細血管の数も多い。その上、冠動脈にバイパスができていることも多く、冠動脈血栓症＝心筋梗塞が起きても、バイパスにより血液も心筋に送り届けられるので、大事に至らない。

循環器専門病院として有名な榊原記念病院では、心臓病患者の退院後、3カ月間、週3回、1回につき約1時間の「心臓リハビリ」という運動療法（準備運動→自転車こぎかトレッドミル→筋力トレーニング）を行うことにより、狭心症発作の再発や心不全や心筋梗塞の予防、改善にも効果があることを実証している。

(3)筋肉細胞内の毛細血管が増えて血圧が下がる

筋肉を動かす（鍛える）ことにより筋肉が発達すると、筋肉内を走っている毛細血管の数もどんどん増加する。よって、**心臓から全身に血液を押し出す力（血圧）は、末梢の毛細血管の数が増えることにより抵抗もその分減ることで、弱くてすむ。つまり血圧が下がる。**

アメリカ心臓協会のケリー博士は「筋肉運動を続けると、上（収縮期）、下（拡張期）の血圧とも3〜4％低下する」ことを実証している。

カナダのマクマスター大学で「30人の被験者に、週3回、1回につき、10回のグーパー運動を8週間続けさせたところ、上の血圧が下がった」と発表されたことがあるが、この程度の運動でも血圧は下がるのである。

(4)脳卒中（脳梗塞、脳出血）を防ぐ

米国コロンビア大学のジョスア・ウィリー博士らは、マンハッタン在住の、平均年齢69歳の男女３３００人を対象に、約9年間追跡調査をした。

この期間中に、２３８人が脳卒中を発症した。研究開始時に、被験者の20%が中～高強度の運動を行っており、41%は運動を行っていない、と述べていた。

前者は、後者に比べて、**脳卒中が発症するリスクが63%低かった**、という。

運動により、血圧が低下する、動脈硬化を防ぐ、善玉（ＨＤＬ）コレステロールが増加する、動脈硬化を促す中性脂肪や悪玉コレステロールが減少することなどが、脳卒中のリスクを減らしたと考えられる。

(5)基礎代謝が高まることで、血糖や中性脂肪が減少する

筋肉を動かし、鍛えると、筋肉量が増えて、基礎代謝が高まり、**血液中の脂肪や糖の燃焼が促されて、中性脂肪や血糖が減少する。**

また、筋肉を動かすと、筋肉細胞内のGLUT－4（糖輸送担体）の活性が増して、血液中の糖分の筋肉細胞内への取り込みが促進されて血糖が減少する。

さらに、筋肉運動により、筋肉細胞内へのグリコーゲンの合成が活性化されるので、血糖が減少する。つまり、筋肉を動かすのは、肥満や高脂血症、糖尿病の予防や改善に役立つのである。

(6)ガンの予防や再発防止に役立つ

「毎日、水泳をさせたネズミは、発ガンが抑えられる」（1952年、ドイ

ツのラシュキス博士）「筋肉を疲れさせるような運動をすると、腫瘍の発生が抑えられる」（1962年、イギリスのニュートン博士）など、筋肉運動がガンを防ぐことが、動物実験の分野では古くから知られていた。

ガン細胞は35℃の体温で最も増殖し、39・6℃になると死滅する、とされている。

筋肉運動により体熱が上がる（1～3℃上昇する）こともガンの予防や再発防止に役立つと考えられる。また、**ガン細胞をやっつけるNK細胞（白血球）の数が、定期的に運動している人は、運動しない人に比べてずっと多く、活性も高いことがわかっている。**

2010年6月に開催された米国臨床腫瘍学会で、ペンシルバニア大学助教授のカトリン・シュミッツ博士は、「治療中のガン患者にとって、運動は安全であるだけでなく、数々の利益がある」と述べた。

その利益とは、次のようなものである。

①体力アップによる生存率の向上

抗ガン剤療法や放射線療法に耐える体力をつけることによって、生存率の向上が期待できる。

②倦怠感の軽減

抗ガン剤による赤血球の減少（貧血）により、倦怠感が表われることが多いが、有酸素運動により、赤血球の酸素運搬能力が高まる。

③筋肉量や骨量の低下を軽減

抗ガン剤やホルモン療法による筋肉量や骨の量の軽減を運動が防いでくれる。

④QOL（生活の質）の向上

運動すると、不安やストレスの軽減など、情緒面でも利益が得られ、ガン患者の全般的な快適さが向上する。

ガン患者やガン経験者は、ふつうの人と同じく、「週に150分の中〜強度の有酸素運動や負荷トレーニングやストレッチをするように」と結論づけている。

(7)脳の血行をよくして、記憶力を向上させ、ボケを防ぐ

「ウォーキング、ジョギング、テニス、水泳などの有酸素運動をしている人に比べ、運動をしていない人の脳は、MRI画像を比較すると、萎縮（老化）の程度が激しい」（米国・イリノイ大学のA・クレーマー教授）

「ダンベルなど、重量により負荷をかける運動は、脳の中の記憶中枢である海馬の働きをよくして、記憶力の維持や回復に効果的である」（米国ニューヨーク大学のA・コンビット博士）などの研究から、筋肉運動が、記憶力をよくして、認知症を防ぐことは明らかだ。

米国ワシントン大学のE・ラーソン博士らは、65歳以上の高齢者を6年2カ月追跡調査したところ「**週3日以上定期的に運動（ウォーキング、ストレ**

ッチ、エアロビクス、水泳……など）する人は、そうでない人に比べて、痴呆全体と、アルツハイマー病のリスクが約38％減少する」ことがわかった、という。

運動することで、脳の血流がよくなることが、脳の働きをよくし、脳の老化を防いでいると考えられる。ニューヨーク大学医療センターのM・シーゲル博士も「運動は脳の血流を増加させることで、アルツハイマー病のリスクを軽減する」と述べている。

やや速足のウォーキングやダンベル運動などで**筋肉に負荷をかけると、「神経細胞成長因子」が分泌され、脳神経細胞が増加し、記憶力をはじめ、脳の働きがよくなる**ことも明らかにされている。

⑻うつを予防、改善する

筋肉運動をすると、筋肉細胞の中で男性ホルモンのテストステロン（女性

の体にも存在）の合成、分泌が促され、「自信が高まる」ことがわかっている。テストステロンは、男の体（筋肉）、男らしさ、精神（心）を作る上で、極めて大切なホルモンでもある。

また、運動することにより、快感ホルモンのβ－エンドルフィンや、不足すると「うつ」の要因になるセロトニンの脳内での産生・分泌が高まることも、運動が「うつ」を軽減させる効果につながっている。

米国ジョージ・メイソン大学の心理学教授のJ・マダックス博士は「運動は、最良の非薬理学的な抗うつ療法であり、ある種の薬剤より有効だ。また、抗不安治療にもなる」と述べているし、前述のM・シーゲル博士も「運動は、肉体を解放して精神的不満を解消してくれる」と言っている。

⑼骨を強くして、骨粗しょう症の予防、改善をする

骨は、主にカルシウムとリンからできており、死ぬまで再生がくり返され

るが、加齢により再生力が低下して、徐々に脆弱化《ぜいじゃくか》する。

よって、年をとるほど、骨は弱くなり、骨折しやすくなる。高齢者が骨折しやすい部位は、大腿骨頸部、脊椎、手首、肩のつけ根の順で、年間約10万人が大腿骨頸部骨折を起こし、そのうちかなりの人が寝たきりになる。

「骨は加えられた力に反応して強くなる」（Ｗｏｌｆｆの法則）ことがわかっており、筋肉運動、しかも負荷をかけるダンベルなどを使ったレジスタンス運動をすると、骨も強くなる。

つまり、**「弱い筋肉には弱い骨」が「強い筋肉には強い骨」がくっついている**のである。

1日「数分」の運動でも寿命が延びる

これまでの説明で筋肉運動が、健康増進、病気予防に極めて大切であることがわかっていただけたと思う。１日数分の筋肉運動でも効果があることが証明されている。

ＮＣＩ（アメリカ国立ガン研究所）のスティーブン・ムーア博士らは、「65万人以上を対象とした6件の研究データ」を用いて、「40歳以降に種々のレベルの運動をすることによって得られた寿命の年数を算出」した。その結果、

週75分の速歩などわずかな運動……1・8年

週155～299分のウォーキング（米政府が推奨）……3・4年

週450分のウォーキングなどの少々きつい運動……4・5年

の寿命の延長が認められた。

つまり、「現在、**全く運動していない人が、1日数分の運動をするだけでも、余命を延ばすことができる**」のである。

長時間の〝座りっ放し〟は寿命を縮める

逆に、筋肉、とくに足腰の筋肉を動かさず、じっと座る時間が長いと寿命が短くなることが明らかにされた。

オーストラリアのシドニー大学の研究チームが、45歳以上の22万2000人を調査したところ、座っている時間が1日「4時間未満」の人に比べて、3年以内に死亡するリスクが、

11時間以上の場合……40％上昇

8〜11時間の場合……15％上昇

という結果が得られた。

長時間座ると、心臓病、ガン、糖尿病……などの生活習慣病の発症率が高

くなるからだ、という。

筋肉内の脂肪燃焼酵素は、座っている時は、その動きが止まる、とされているが、米国コロンビア大学のハミルトン準教授も、「座っている時間が長いと、中性脂肪やコレステロール代謝が低下し、種々の病気の発生を誘発する」と言っている。

赤提灯での立ち飲み、そばの立ち喰い、満員電車で座れない……などを余儀なくされている日本のサラリーマンの生活習慣は、むしろ、生活習慣病の予防になっているとも言えそうだ。

老化、性力低下の原因は下半身の筋力の衰え＝「腎虚」

先に述べたように年齢とともに、腰や尻、下肢（太もも、ふくらはぎ）の筋肉が衰えてくると、腰や膝の痛み、下肢のつり……など下半身の症状が現われてくる。その結果、種々の内科の病気も併行して出現することが多い。

また、性力も衰えてくる。

こうした**下半身の筋力の低下や、足・腰の痛み、むくみ、性力低下……などの症状は、漢方では「腎虚《じんきょ》」とよばれる。**漢方の「腎」は、西洋医学でいう腎臓はもちろん、ストレスが生じた時にアドレナリンやコーチゾールを分泌する副腎、生殖器（男性の場合はペニスや睾丸、前立腺、女性の場合は子宮や卵巣）、泌尿器（膀胱《ぼうこう》や尿管・尿道）も含め、生命力そのものを指す。その「腎」が「虚」している＝弱っている、即ち「生命力の衰えた状態」が、老化・性力低下や種々の生活習慣病（高血圧、心臓病、糖尿病、脳卒中、痛風、ガン……）を惹起《じやっき》している。

腎虚に陥る（老化する）と、比例して弱ってくるところが目や耳で、疲れ目・かすみ目・老眼、難聴・耳なり・めまい……などの症状も出現しやすい。

腎虚の原因は、下半身の筋肉（量、力）の低下である。

若い時は、腰、尻、太もも……などの下半身の筋肉が発達し、筋肉内に存在する毛細血管も多いため、下半身に血液が多く巡って温かく「頭寒足熱」の健康状態にある。当然、下半身に存在する睾丸・ペニスなどの生殖器にも血液が豊富に流れているので、その働きもよく、生殖力＝性力が旺盛ということになる。

人体のあらゆる臓器・器官は、血液が運んでくる種々の栄養素、水、酸素、白血球、種々のホルモン等々によって、それぞれ特有の働きを遂行し、生活しているのだから。

バイアグラがペニスの中の海綿体へ分布する血管を拡張して血行をよくすることで勃起力を高める薬であることを考えると、これまでの説明がよくおわかりになると思う。

男性の生殖力・性力・勃起力をはじめ、男らしい体型・外見などのすべてにおいて、男を男らしくしているのは、男性ホルモンである。男性ホルモン作用を有するステロイドホルモンを総称して「アンドロゲン」とよぶが、その代表が、睾丸で作られる「テストステロン」と、副腎で作られる「アンドロステンジオン」である。

下半身の筋力が低下して腎虚に陥ると、副腎や睾丸への血流も悪くなって男性ホルモン（テストステロン）の産生・分泌が低下して、男が男でなくなってくる。つまり、性力が低下してくるのである。

日本のセックスレスは世界一

「デパ地下」（デパートの地下）で種々の食品を見ながら、買い物をして長時間過ごしたり、「スイーツ」の番組を見ながら録画したりする男が増えているという。また、長風呂に入り、その間、肌の手入れに余念のない男性もいるとのこと。つまり、男性が女性化しているサインだが、それは、種々の調査結果にも表われている。

厚労省（2010年）の調査では、「セックスに無関心、または嫌悪感を抱いている男性」が、16〜19歳で36・1％、20〜24歳で21・5％もいた、というから驚く。別の調査で、結婚適齢期の20～34歳の男で、「セックスに関心がない」と答えた人が25％もいたという。

よって、「ガールフレンドと旅行して、宿泊先で別々に寝ようとする男」「夫婦仲はとてもよいのに結婚して4年間、一度もセックスしていないカップル」「3年の交際期間中一度もセックスがなく、結婚しても3年間セックスレスというカップル」……など、驚くほどの「セックスレス物語」をたくさん見聞する。ある調査で、結婚している男女で、1カ月以上セックスしない夫婦が40％もあり、その理由は、男性側＝仕事で疲れている、女性側＝面倒くさい……というもの。

いずれにせよ、「セックスレス」の原因の70％が、男性側にあり、それは「性欲低下」によるものである。

性欲低下の直接の原因は、男性の体内・血液内の「テストステロン」量の減少と言ってよい。それは、男の精液中の精子数の減少でも、如実に表われている。

健康な男子の精子数は「1cc中に1億個」であるが、最近では、5000万個以下の男性が多いことがわかっている。2000万個以下になると、男性不妊の原因になり、「乏《ぼう》精子症」と診断される。

エルサレムの病院の研究者が「イスラエルの壮年男性の1990年代後半の保存精子数と最近のものを比べたら、40%も減少している」と発表したが、デンマークの研究者も「ここ50年で人類の精子数は、精液1ccに平均1億1300万個から6600万個に半減した」と報告している。男の精子数の減少は世界的傾向であるが、日本はとくに顕著だ。**日本では「2000万個以下の〝男性不妊〟の率が約30%もある」という研究がある。**また、精子が卵子に向かって遊泳していく運動能力の低下も見られる。文字通り「静《せい》止《し》」したまま、動かないものもいる、という。これを「精子《せいし》無力《むりょく》症」という。

日本と欧州4カ国の20~44歳の男性を対象にした共同研究によると、日本男子の精子数を「100」とした場合、

フィンランド＝147、　スコットランド＝128
フランス＝110、　デンマーク＝104
で日本が最低だった。
この精子数の低下≒テストステロンの減少が、年間の性交頻度の少なさに直結しているのは、間違いない。
イギリスのコンドームメーカー、デュレックス社が、世界各国の世論調査に委託して得た年間のセックス回数は図表4のようになっている（2007年）。
世界の平均回数は、年間97回という。この表では日本の平均回数は世界平均の約半分と世界一少ない。

図表4：各国の性交頻度（年間の平均回数）

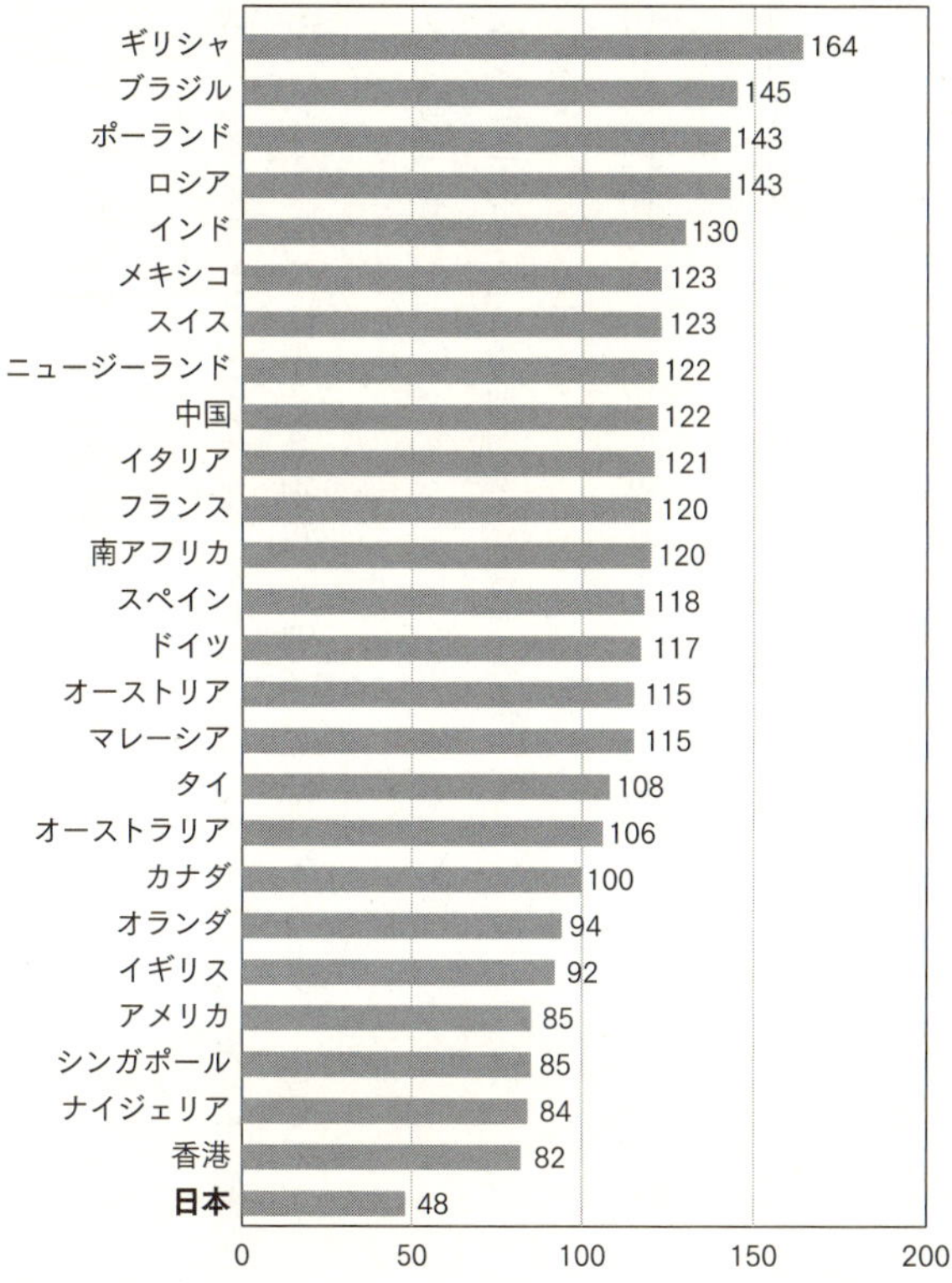

（2007年調べ）

男性が女性化する本当の原因

体内に取り込まれると女性ホルモンと同様の作用をし、男性生殖機能の低下をもたらす「内分泌かく乱物質」（別名、環境ホルモン）として、

(1)フタル酸エステル
　コンビニの弁当の容器などに含まれる。
(2)ビスフェノールA
　缶詰の内側のコーティングなどに含まれる。
(3)ノニルフェノール
　洗剤や酸化防止剤として使用されている。
(4)ダイオキシン
　ゴミ焼却物から出る。

などの他、かつて農薬に使われ、土の中や海水中になお残留しているＤＤＴやＰＣＢなどが知られている。

もちろんこうした物質も「男性の女性化」の要因にはなるだろうが、日本の「男のメス化」の原因には、筋肉労働や運動不足が大いに関係している、と思える。

交通機関の発達や、電気掃除機・洗濯機など便利な家電製品の普及で、歩いたり、筋肉を使った家事労働が不足し、その結果、筋肉量や筋力が低下したことが、テストステロンの産生減少や、下半身の衰え（腎虚）を招来し、「男らしさ」を失わせているのではなかろうか。

40歳以上の男性の2人に1人はＥＤ

江戸時代の養生学者である貝原益軒《かいばらえきけん》（１６３０〜１７１４）は、男の年代別の適切な房事（セックス）について面白い数式を残している。

20歳代　2×9＝18　10日に8回
30歳代　3×9＝27　20日に7回
40歳代　4×9＝36　30日に6回
50歳代　5×9＝45　40日に5回
60歳代　6×9＝54　50日に4回
70歳代　7×9＝63　60日に3回
80歳代　8×9＝72　70日に2回
90歳代　9×9＝81　80日に1回

というものである。

また、勃起時のペニスの角度は、

親指＝10歳代、人指し指＝20歳代、中指＝30歳代、薬指＝40歳代、小指＝50歳代

などと俗に言われているが、「小指」の角度の勃起をすれば上出来で、全く勃起しない人が増えている。

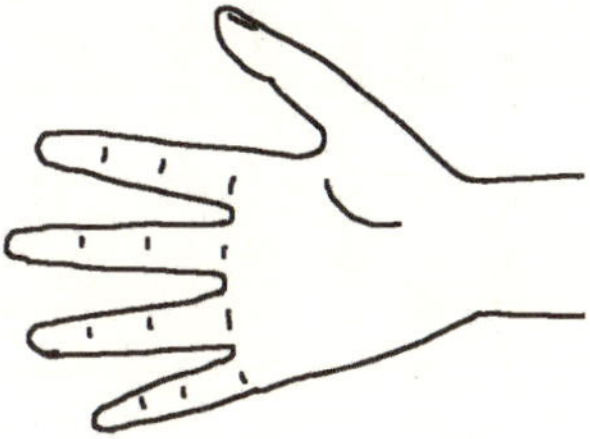

現在、日本人のED（Erectile Dysfunction＝勃起不全）患者は1000万人を超えており、40歳以上の男性の2人に1人がEDで悩んでいる、という。悩みは男性だけにとどまらず、妻の夫に対する悩み（不満）のベスト3が「勃起しない」「持続しない」「早すぎる」であるとのこと。

　EDとは人によって状態は異なるが、「なかなか勃起しない、勃起しても十分に硬くならない、持続しない」などすべてを含めて、「勃起

機能が低下している状態」、すなわち「性力」が低下している状態のことである。

ＥＤの原因として、

⑴器質（官）的ＥＤ…交通事故や膀胱・大腸・前立腺などの大手術で、神経や血管を損傷したことによる。20～40代の人に多い。

⑵症状性ＥＤ…老化（下半身の筋力低下）、糖尿病性の神経障害や高血圧、肝臓病、腎臓病、うつ病などによる血流障害、とくにペニスの海綿体への血流の低下による。50代以上の人に多い。

⑶心因性ＥＤ…ストレスからくる男性ホルモンの分泌減少による。

という3つのタイプに分けられる。

⑴は治すことは難しいが、大半のケースは⑵と⑶に当たり、原因を解決することで治療できる。

病院では、ＥＤに対して、ペニスの海綿体の血管を拡張して血流をよくする薬が処方されることが多い。因《ちな》みに、一般に最もよく知られている「バイアグラ」＝「Viagra」は、Vigor（元気）とNiagara（ナイアガラの滝）の合成語で、「ナイアガラの滝の水のように、勢いよく、強くなる」という意味が込められている。

26ページに示した、筋肉の働きを考えると、EDの原因の⑵症状性EDは、筋肉を鍛えることで、代謝を上げ、動脈硬化を防ぎ、ペニスや腎臓への血流をよくすることで、予防・改善をすることができる。

⑶の心因性EDも、筋肉運動により、筋肉からのテストステロンの産生・分泌を増やすことで、防ぎ、よくすることができることがわかる。

うつと間違われる「男性更年期障害」

閉経のある女性は「更年期障害」を自覚しやすく、理解もしやすい。しかし、最近「男性更年期障害」がクローズアップされている。
老化や種々のストレスにより男性ホルモン（テストステロン）の分泌が減少すると、
・やる気や集中力の低下
・不眠
・イライラ、不安、焦燥感
・悪夢……などの「うつ」の症状
・性欲低下、勃起力の減弱などＥＤの症状
が出てくる。
他に、身体症状として、
・手足の冷え
・腰や下肢の冷え、のぼせ
・頻尿

などが現われることがある。

50歳前後で発症する人が大部分であるが、最近では、30歳代で発症するケースも見られる。

50～60歳代で30～40％、30～40歳代で10～20％の人に「男性更年期障害」が見られる、という調査報告もある。

治療としては、注射による男性ホルモンの投与が中心でふつう3～6カ月で治ることが多い。

「男性更年期障害」患者の約40％は「うつ」と診断され「うつ」の治療を受けているという。**「うつ」の治療を受けても症状が改善しない場合は、「男性更年期障害」を疑ってみる必要がある。**血液検査で、この2つの「病気」の鑑別ができ、**「男性更年期障害」では、血液中の「テストステロン」値が著しく低下している。**逆に、テストステロン値が正常なら「うつ病」と言ってよい。

25ページの筋肉の生理作用から、筋肉を十分に鍛えると、テストステロンの分泌がよくなり、「男性更年期障害」も「うつ」も、予防・改善できることがわかる。

図表5：男性更年期障害チェックリスト

※以下①～⑩で「はい」が3つ以上、①⑦のどちらかが「はい」だと、「男性更年期障害」の可能性が高い。

①性欲の低下を感じる
②元気がなくなってきた
③体力・持続力の低下を感じる
④身長が低くなった
⑤日々の楽しみが少なくなった
⑥もの悲しい、怒りっぽい気分がある
⑦勃起力が弱くなった

⑧運動する能力の低下を感じる
⑨夕食後にうたた寝することがある
⑩仕事の能力が低下したと感じる

（伊藤直樹医師〈NTT東日本札幌病院〉のリストをもとに作成）
出典：「産経新聞」（2009年2月25日）より

「メタボ」の原因も筋肉とテストステロンの減少

2008年4月1日からスタートした「メタボ健診」。40〜74歳の中高年者が対象で、お臍《へそ》の高さの腹囲が男性は「85cm」以上、女性は「90cm」以上で、そのうえ、血圧、脂質、血糖の中で、異常が2つ以上あれば、指導の対象となる。

①腹囲が85㎝以上の男性、または90㎝以上の女性

②高血圧

収縮期（上の）血圧　130㎜Hg以上

拡張期（下の）血圧　85㎜Hg以上

2つのうちどちらか、または両方

③高中性脂肪血症

中性脂肪　150㎎／dl以上

HDL（善玉）コレステロール　40㎎／dl未満

2つのうちどちらか、または両方

④高血糖

血糖　110㎎／dl以上

つまり、①が存在し、かつ、②～④のうち2つ以上該当する人が、「メタボリック症候群」（以下メタボと略す）となり、1つ該当しても「予備軍」とされる。

40～74歳の男性で全体の2人に1人、女性では5人に1人が「メタボ」か、その予備軍である、という。

「メタボ」の該当者は、将来、心筋梗塞や脳卒中をはじめ、種々の生活習慣病を発症しやすくなることが、統計的に明らかになっている。

CTで、腹部を輪切りにした画像で、内臓脂肪の面積が100㎠（平方センチメートル）を超えているかどうかが、この腹囲（男性85㎝、女性90㎝）の基準になったとされる。メタボリック症候群（metabolic syndrome）の「metabolism」は本来「代謝」という意味であるが、「内臓脂肪症候群」と訳されている所以である。

内臓脂肪の「脂肪細胞」からは、高血圧や糖尿病、動脈硬化のリスクを高めるいくつかのホルモン様物質や女性ホルモンが分泌されることがわかっている。

逆に、**皮下脂肪の「脂肪細胞」からは、動脈硬化を防ぎ、インスリン抵抗**

性（インスリンの働きが悪くなり、ブドウ糖が筋肉や肝臓の細胞に取り込まれにくくなる状態）を減少させる「アディポネクチン」などが分泌されるので、太っていても動脈硬化のリスクは低くなる。

お腹の中には、胃腸、肝臓、胆のう、すい臓、脾臓《ひぞう》、腎臓、子宮、卵巣……などの重要臓器が存在している。しかし、お腹の前面には骨が存在しないので、腹直筋、腹横筋、腹斜筋という3層の「腹筋」で、お腹を保護している。

加齢や運動不足で腹筋が弱ってくると、それを補うために、お腹の脂肪を厚くするという一面がある。「メタボ」に拍車をかける、のである。

つまり「メタボ」は食べすぎにより、糖や脂肪が、血液内に多くなること、また運動や筋肉労働不足により、糖や脂肪の燃焼が不足すること、の他にも「腹筋」の筋量（力）不足が大いに関係しているわけだ。

男性器がゴリラよりも大きい理由

ペニスは、第二次性徴が始まり、テストステロンの分泌が多くなると、増大してくる。

ペニス（penis）の語源はPeninsula（半島）で、説明するまでもなく、形状の類似からきている。

日本語では、ペニスを魔羅（マラ）という。「羅」はもともと小鳥をつかまえる網のことで、「魔羅」は「女をつかまえる網」という意味とのこと。英語の語源が形状の類似という、味もそっけもないものなのに、日本語のそれはペニスの機能の1つを反映していて、なかなか味わい深い。

あくまで標準の話であるが、男のペニスの長さは勃起時で、身長の12分の1程度とされている。つまり13～15㎝程度。長さが最大になるのは18歳から22歳くらいで、その後、平均して、1年に1㎜くらい短くなっていく、とされている。

男は、このペニスの長さを気にする傾向があるが、女は、男の人柄、見かけを最も重視し、ペニスについては長さよりも太さの方に関心があることが英国のロイヤル・ハラムシャー病院のケバン・ウイリー博士とセント・ジェームス病院のイアン・イアドリー博士らの共同研究で明らかになった。

両博士は1942年から60年間に全世界の多くの国々で実施された、約50の「ペニス意識調査」を分析・研究した。その結果「勃起したペニスの長さは平均14〜16㎝、周囲の長さ（太さ）は12〜13㎝だった」「女の90％はペニスの長さよりも太さの方に関心があった」ことがわかったという。

5万人以上を調べた別の調査では、「男の65％が平均的なペニスの持ち主、23％が平均より長い、12％が平均より短い……」という結果が出た。

また、女の85％は相手男性のペニスに満足していたが、自分のペニスに満足している男は55％で、短小コンプレックスに悩む男は、45％もいることがわかった、という。

日本の女性に対して「好ましいペニス」について尋ねた調査では、

1位：ペニスがカチカチに硬い

2位：ペニスが太い、長い、硬い

3位：ペニスが太い

4位：セックスの時、長もちする

の順であったとのこと。つまり、「長さ」より「太さ」や「硬さ」の方が好まれるようだ。

男がペニスの「長さ」を気にするのは、**ペニスは、ヒゲやハゲと同じく、男の威嚇《いかく》誇示器官の役割を果たしてきたから**だと思われる。

霊長類の中では、最大級のゴリラは体重200kgもあるが、ペニスは、ヒトのペニスよりずっと小さく、逆に、ゴリラよりずっと小さいチンパンジーのペニスは、ゴリラのものより大きいことからも、納得がいく。

私のクリニックは、東京の下町にあり、私は仕事が終わるとよく、近くにある両国や錦糸町のサウナに入浴にいく。すると、山のように大きい力士と度々一緒になる。前にタオルを当てないで、風呂場やサウナ室内を動き回る力士も多いので、別に、観察する気はないが、力士の一物が図らずも目に入ってくることが少なくない。びっくりするのは皆、一様に「粗チン」なのである。体重が150~200kgもある力士のペニスでも、我々の小指の大きさしかないものはいい方で、ただ、睾丸がぶら下がっているだけで、ペニスが、下腹の脂肪の中に埋没して見えないものまである。

その理由として、少年時代から「廻《まわ》し」で股間をしめつけるから、血流が悪くなり、ペニスが成長しない、という説が1つ。もう1つは、体が大きいので、ペニスで威嚇誇示する必要がない、という説。廻しは1日中しめているわけではないので、多分後者の説が正しいのだろう。

そんなことを考えながらサウナ室にいたら、力士の3分の1~5分の1くらいしかないと見える筋肉質の小男が、力士のペニスの10倍くらいの立派な一物をブラリブラリさせながら入ってきたことがある。

小さくても、筋肉質の男の筋肉からは、テストステロンも多く産生・分泌されるし、小柄な故に、ペニスは、威嚇誇示器官として、最大限の働きをしているのだろう。

男らしさの源「テストステロン」

テストステロンは、睾丸で産生・分泌される最も重要な男性ホルモンである。1日の分泌量は約7㎎であるが、加齢とともに減っていく。

テストステロンの作用は先にも述べたように、二次性徴の発現、つまりペニスと陰のうの増大、口ひげの発生、身長の発育促進、前立腺の増大と分泌開始、声変わり、筋肉の発育の促進などの身体的な男性化の他、精神的にも男性化を起こす。

テストステロンは「男らしさの源」のホルモンというべきもので、性欲や支配欲などをも増す。筋肉運動することで、筋肉細胞からも産生・分泌されることについては先に述べたが、セックスをすることでも産生・分泌が増す。

この女性を彼女（または妻）にするぞ！　という強い気持ちをもつだけでも分泌が高まる、という。とくに、恋仇（ライバル）がいると、更に多く分泌される由。

米国カリフォルニア大学が行った研究で「男は美女と5分間話すだけでも、テストステロンの分泌量が50％近くも増え、健康になる」ことがわかった、という。

その他、勝負ごとや争いごと、怒りによってもテストステロンの産生・分泌は多くなる。

米国で1万人の男性を対象にした調査で、残業がほとんどない男性は、平均年間48回のセックスをしていたが、残業や土日出勤など、ハードな仕事をしている男性は、年間60回以上のセックスをしていた。それは、**好戦的になると、テストステロンの分泌が高まる**からだ、という。

よって、アクション映画やギャング映画を観たり、プロレスやボクシング中継を見ても、テストステロンの分泌は増える。

逆に、女性の涙を見ると、テストステロンの分泌が減ることが、イスラエルの研究グループによって証明されている。女の涙は、男のその気を奪うのである。

このように、男はテストステロンに支配されている、と言っても過言ではないが、テストステロンの分泌が旺盛な時、つまり「セックスに夢中」「恋愛に夢中」「美女を前にする」「プロレスやボクシングの試合を見て興奮している」……このような時には、合理的な判断ができなくなる傾向にあることもわかっている。

つまり、そういう時には、重要な判断は下さないことだ。

コラム　EDになりやすい人の傾向

①もともと女性恐怖症の傾向がある。既婚者であれば、いわゆる恐妻家で、妻を「カミさん」などと崇《あが》め、何でも妻の言いなりになる。
②仕事のストレスが強く、それも仕事はデスクワークである。帰宅しても仕事のことが頭から離れない。
③家庭内のストレス（住宅ローン、両親との同居、子供の教育問題など）があり、妻に対して頭が上がらない。
④セックスより自慰を好み、気分的にもその方が楽と感じている。
⑤定期的な運動やスポーツをしない。
⑥睡眠時間が短い。
⑦ヘビースモーカーである。
⑧日本酒や赤ワインなど体を温めるアルコール類より、ビールやウイスキーの水割りなど、体を冷やすアルコール類を好んで毎日飲む。

第二章

男の病気を予防する1日3分運動

ウォーキングは、日常生活の中で工夫を

定期的な筋肉運動を行っていない大人は、30〜40歳代の人で1年に約227gの、50歳代の人では年間約454gの筋量の減少が起こる、という研究がある（1994年、エバンス、ネルソン両博士）。

対照的に、**筋肉は鍛えれば90歳になっても発達する**ことがわかっている。

人体の全筋肉量の70％は下半身に存在するので、上半身の運動をするより、下半身の運動をする方が、筋肉運動の効率は上がる。

よって、日常生活の中でのウォーキングのやり方を工夫すると、筋肉量の増加、テストステロンの産生・分泌、テストステロンによる体、心に与える種々の恩恵を受けることができる。つまり、ウォーキングにより、「腎虚」が改善できると男の体は甦る。

歩く時になるべく大股で歩くと、臀筋《でんきん》、大腿四頭筋への刺激や血流量も多

くなり、筋力増強や、性力強化に役立つ。

また、「かかと」から着地して歩くことを心がけると更によい。

足の裏には、胃腸、肝臓、心臓、肺、脳、目、耳などとつながっている「ツボ」が存在する。

とくに、生殖器の「ツボ」は「かかと」のところにあるので、「かかと」から着地して歩くと精力が強くなるのである。運動不足が気になる人は、1日1〜2回、親指で足の裏を強めに押してみるとよい。とくに「かかと」のところは念入りに指圧するとよい。

「1日3分」で筋肉を鍛えるには
――「動的運動」と「静的運動」を組み合わせる

一般の運動、つまり散歩、ジョギング、テニス、水泳……等々は、アイソトニック(動的)運動とよばれる。

運動というと、ふつうはこのアイソトニック運動を指すが、もう1つ、ア

図表6：足裏のツボと名称(左足)

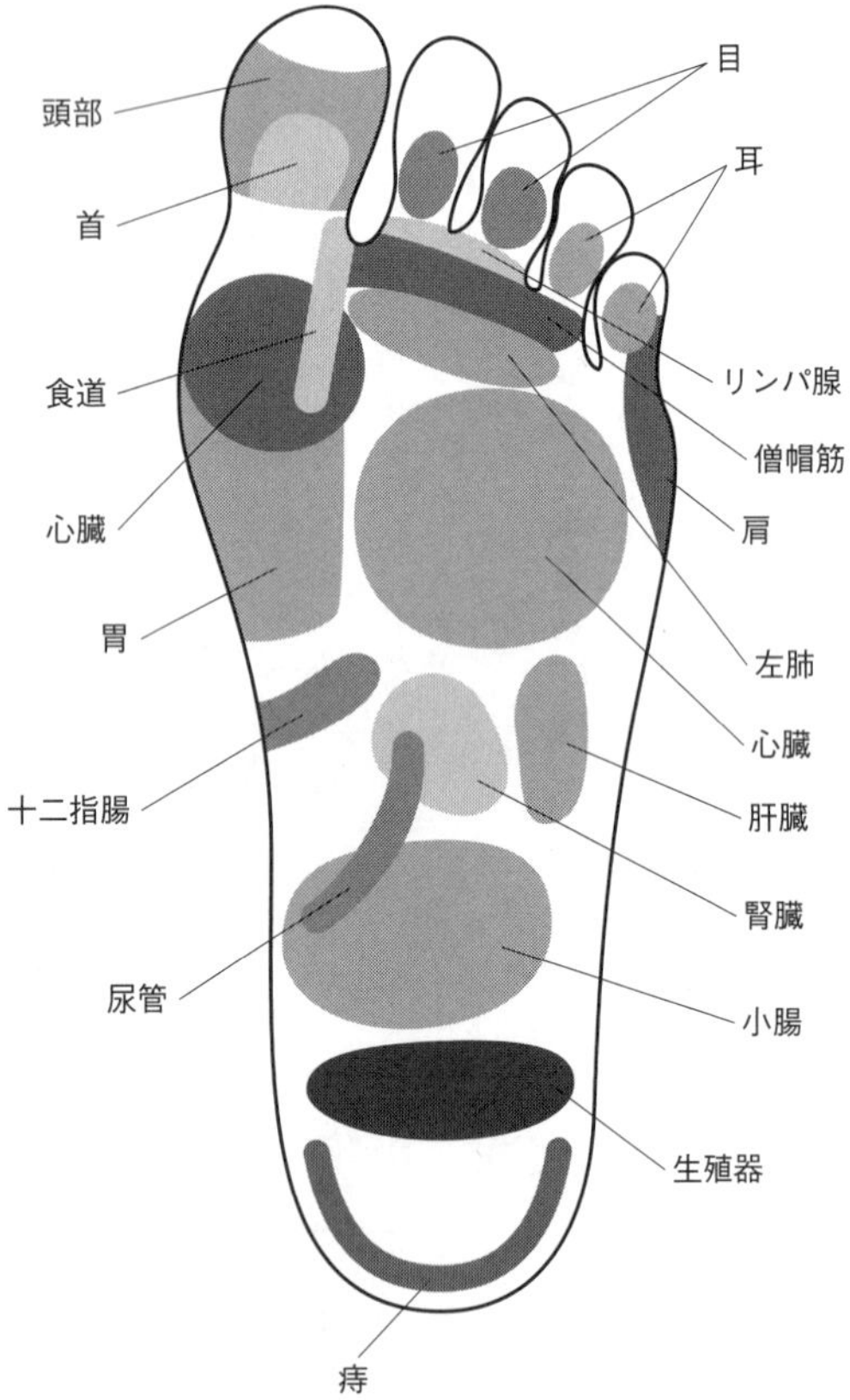

図表7：動的運動と静的運動

運動の種類	効能・効果
アイソトニック（動的）運動	脈拍及び、呼吸数が増すことで、血流がよくなり、筋肉細胞への酸素や栄養の供給がよくなり、基礎代謝や筋肉が増大する。
アイソメトリック（静的）運動	①筋繊維が肥大し、毛細血管も増生するので、基礎代謝が上昇する。②数秒という短時間で、かなりの運動量になり、体が温まる。

イソメトリック（静的）運動がある。

アイソトニック（動的）運動を行う時は、たえず体の各部位の筋肉が伸び縮みしている。たとえば、腕を曲げ、力こぶを作る時の運動では、上腕二頭筋（力こぶの部分の筋肉）は収縮しているし、腕を伸ばすと、この筋肉は伸展する。

「アイソトニック」（isotonic）というのは、筋肉の「tonic」（緊張）を「iso」（同じ）にして行う運動で、いわゆるふつうの運動や動作では、この運動をやっているわけだ。

アイソメトリック（isometric＝静的）運動は、筋肉の「長さ」（meter《メートル》）を「iso」（同じ）にして行う運動という意味である。たとえば、握りこぶしを作って、そのまま動かさずに力を入れている状態などだ。体を動かさないので「静的」運動ともいわれる。

(1)アイソメトリック(静的)運動

自分のもてる力の60～70%で、約7秒間、次の運動を行うと、筋肉に十分な刺激が与えられて筋肉内の毛細血管が増え筋肉も発達する。

基本動作のⒶ～Ⓒまでを1つの動作につき、7秒やると、わずか28秒(Ⓒは左右交互に)でできる。

Ⓐ手を胸の前で「カギ」形に組んで、7秒間、力を入れて両方に引く。

(効果)上半身全体の筋力・筋量が増し、ぜい肉をとってくれる。とくに、腕、胸部、肩、腹部の筋肉を刺激して引きしめる。

アイソメトリック運動

(A)

胸の前で両手をカギ形に組み、力を入れて7秒間左右に引く。

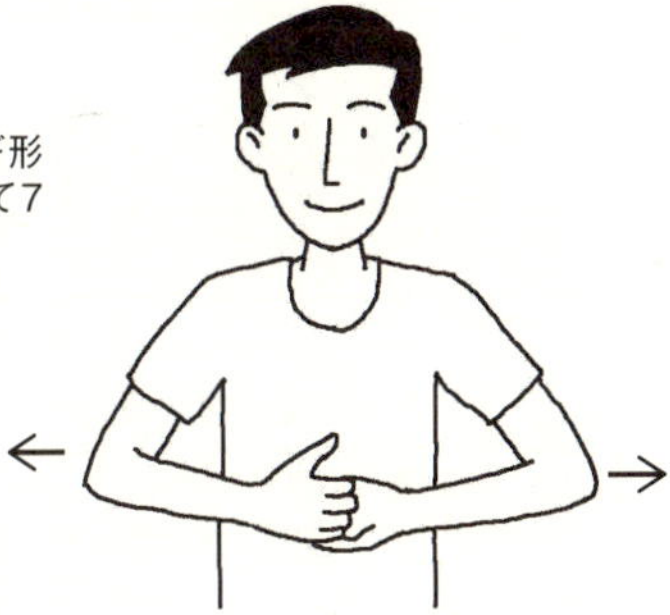

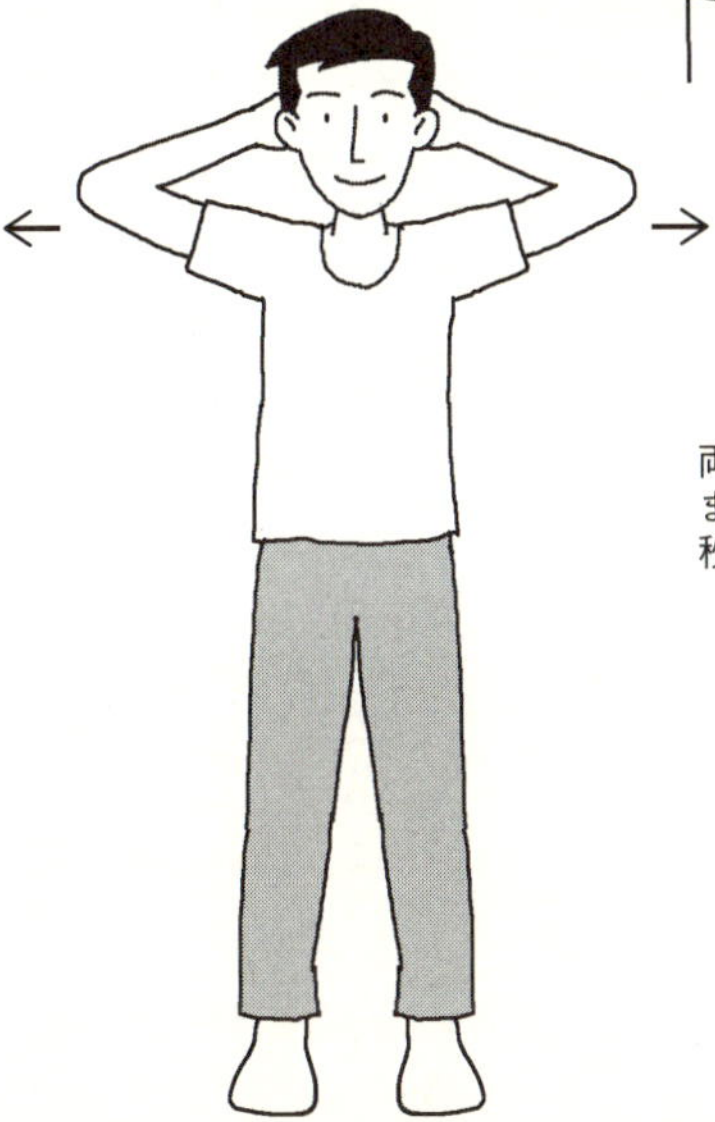

(B)

両手をカギ形に組んだまま後頭部に回し、7秒間左右に引く。

(B)(A)の姿勢から、手を組んだまま後頭部に回し、力を入れて、7秒間両方に引く。

（効果）首、背筋、腹部の筋肉を刺激し、筋力・筋量を増す。

(C)椅子に座り、立て膝をする。足首の前で両手を「カギ」形に組んで、足首を胴体の方に引き寄せる。下肢は前の方へ押し出す（7秒間、左右行う）。

（効果）大腿筋（太もも）、下腿筋（ふくらはぎ）、臀筋（お尻）、腹筋など下半身すべての筋肉が鍛えられる。

(2)アイソトニック(動的)運動

アイソメトリック運動（28秒）をすることで、血流をよくして体を温めた後に、アイソトニック（動的）運動をすると、さらに筋肉の刺激、筋量の増加に役立つ。

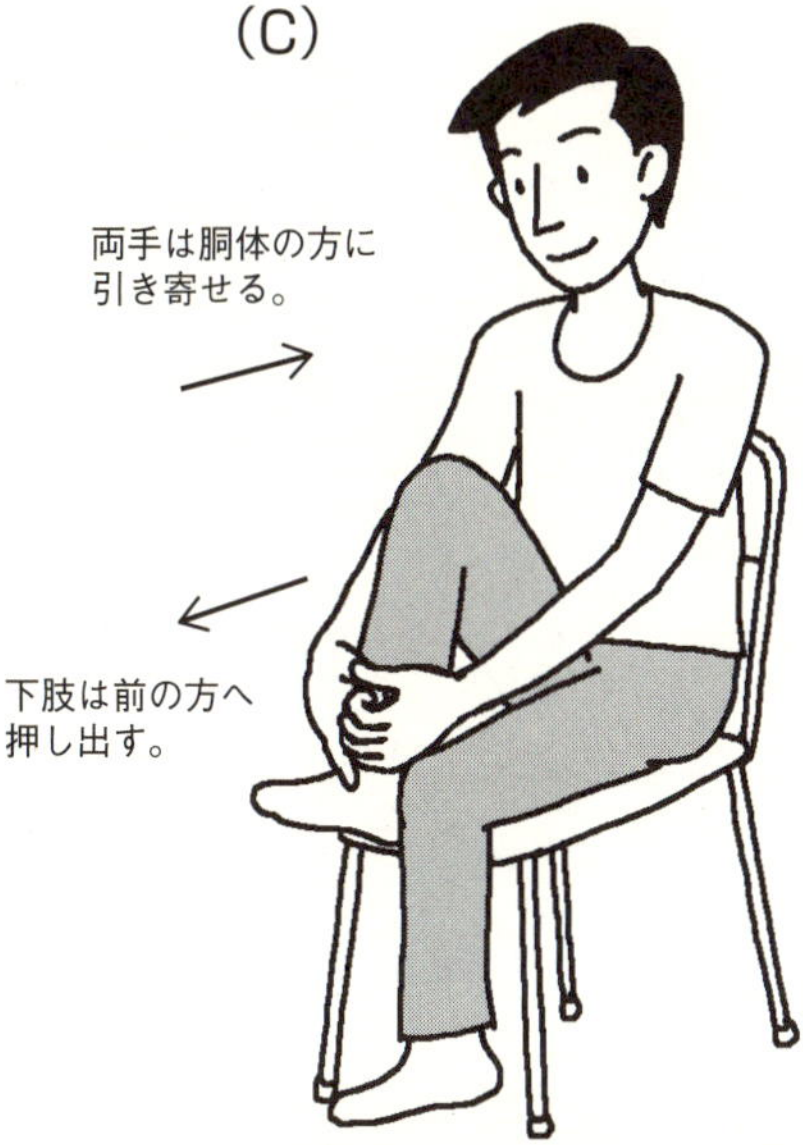
(C)
両手は胴体の方に
引き寄せる。
下肢は前の方へ
押し出す。

運動は、基本的に上半身↓下半身の順でやる方が、その効率もよく、疲れが残りにくい。

(D)腕立て伏せ

「腕立て伏せ」をすることで、上半身に存在する筋肉のほとんどを刺激、鍛えることができる。

【やり方】

①両腕を肩幅くらいに広げて床に手をつき、肘を伸ばして背筋をまっすぐにする。

②脇をしめ、肘を90度に曲げて、元の姿勢に戻る。

筋力不足でふつうの「腕立て伏せ」ができない人は、壁に手をついて行う「壁腕立て伏せ」を行う。

腕立て伏せ

1 両腕を肩幅に広げ、背筋を伸ばす

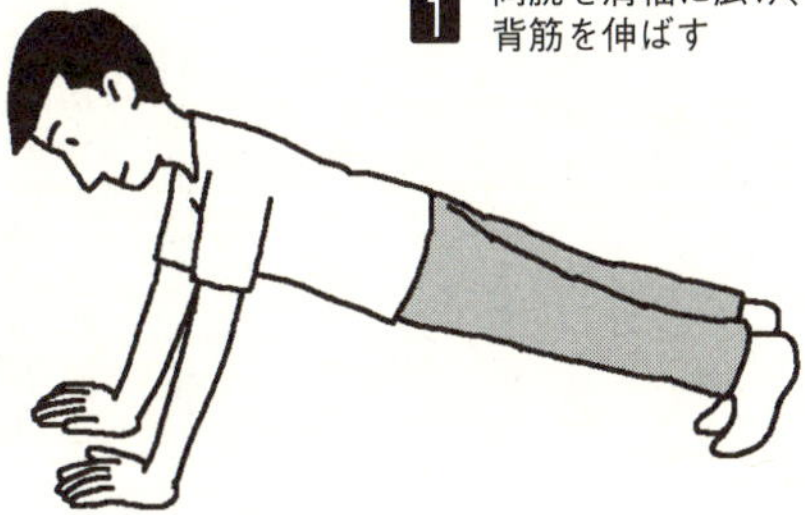

2 脇をしめ、肘を90°に曲げる

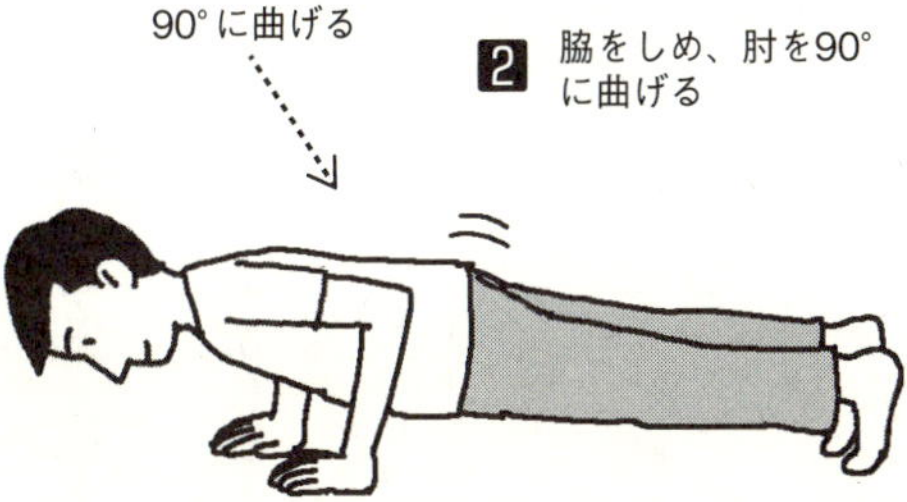

【「壁腕立て伏せ」のやり方】

①壁と平行に立って両腕を肩幅くらいに広げて壁に手をつき、肘を伸ばして背筋をまっすぐにする。

②脇をしめ、肘を曲げて、壁に胸を近づけていき、元の姿勢に戻る。

「腕立て伏せ」も「壁腕立て伏せ」も10回を1セット（約20秒）とし、小休止をはさんで、3セット（30回＝約60秒）行う。

10回できない人は3〜5回くらいから始めてよい。

「壁腕立て伏せ」の場合、段々、筋力がついてきたら、立ち位置を、壁から離していくと負荷が大きくなり、更に筋肉の刺激を増大させることができる。

なお、（両）「腕立て伏せ」で、筋力がつき物足りなくなってきたら、スピードと1セットの回数を増やすとよい。

できない人は…

壁腕立て伏せ

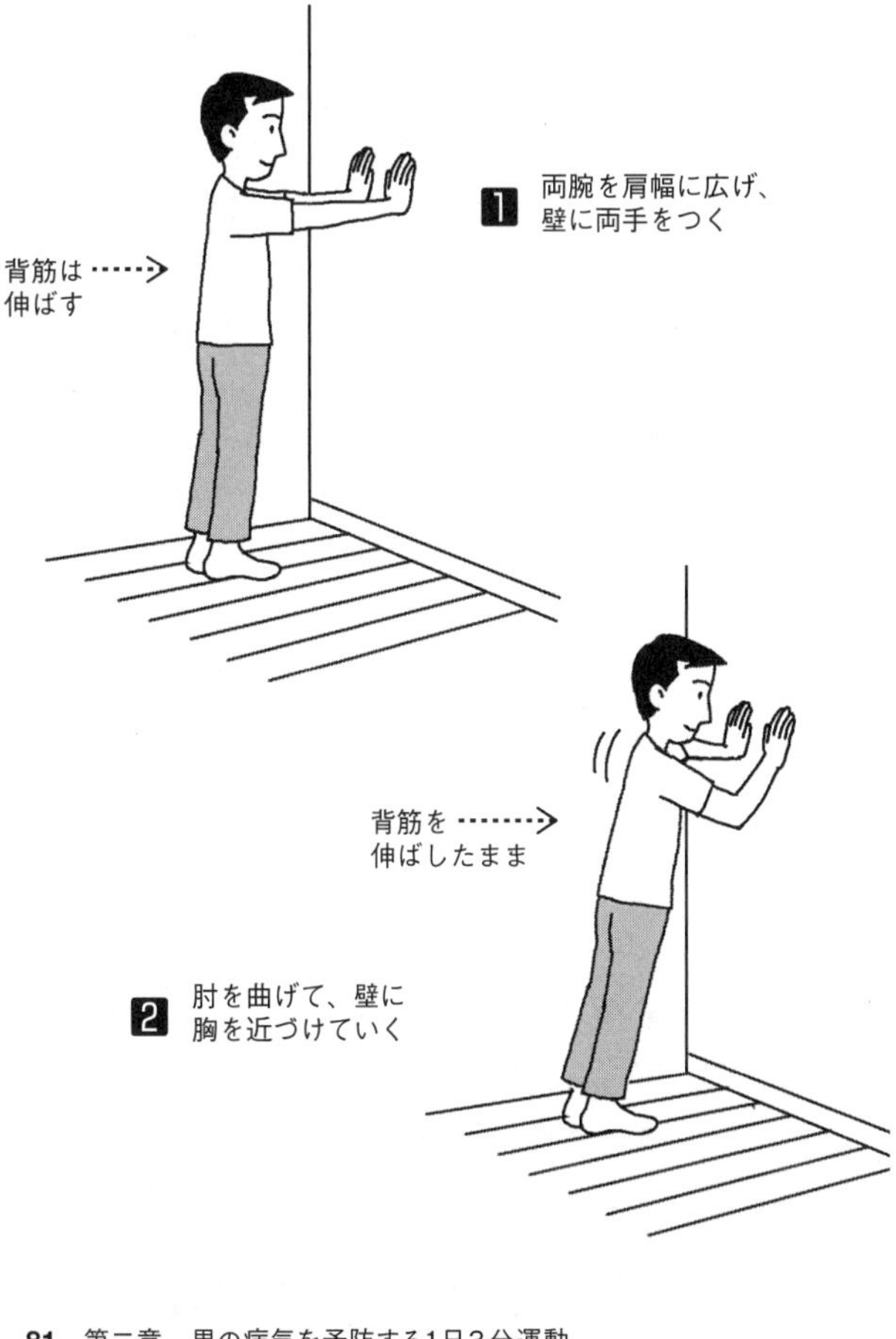
1 両腕を肩幅に広げ、壁に両手をつく
背筋は伸ばす
背筋を伸ばしたまま
2 肘を曲げて、壁に胸を近づけていく

(E)ももあげ運動

大腿（太もも）の筋肉、臀（尻）の筋肉、それに腹筋も鍛えてくれるのが、「ももあげ運動」である。

【やり方】

①足を揃えてまっすぐ立つ（片手を壁やテーブルにつけて、軽く体を支えても可）。

②片方ずつ太ももを引き上げる。

10回を10秒でできるので、それを1セットとし、小休止をはさんで、3セット（30秒）行うとよい。

(F)スクワット

ももあげ運動

1 足を揃えてまっすぐ立つ
（片手を壁やテーブルにつけて、軽く体を支えてもよい）

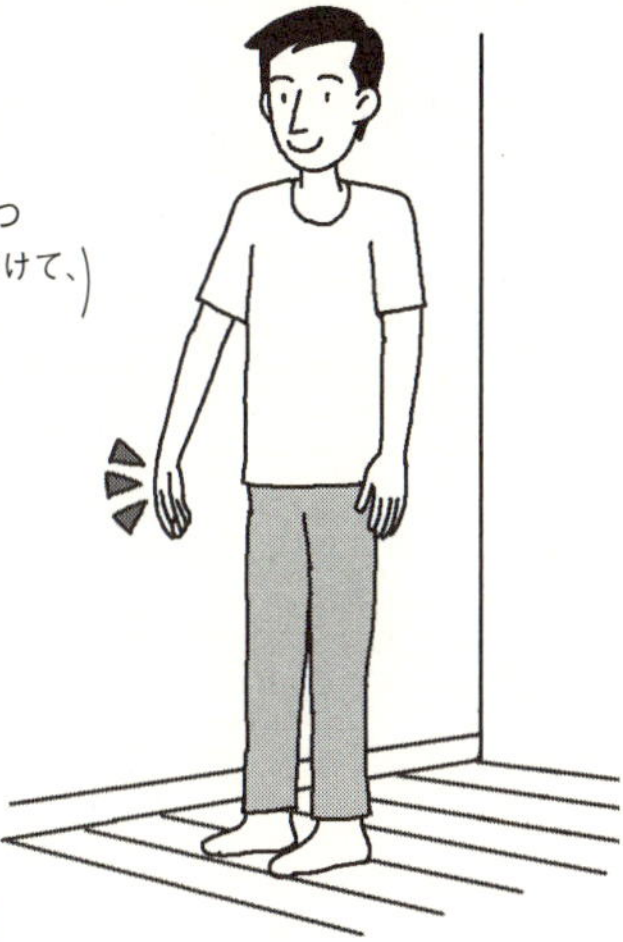

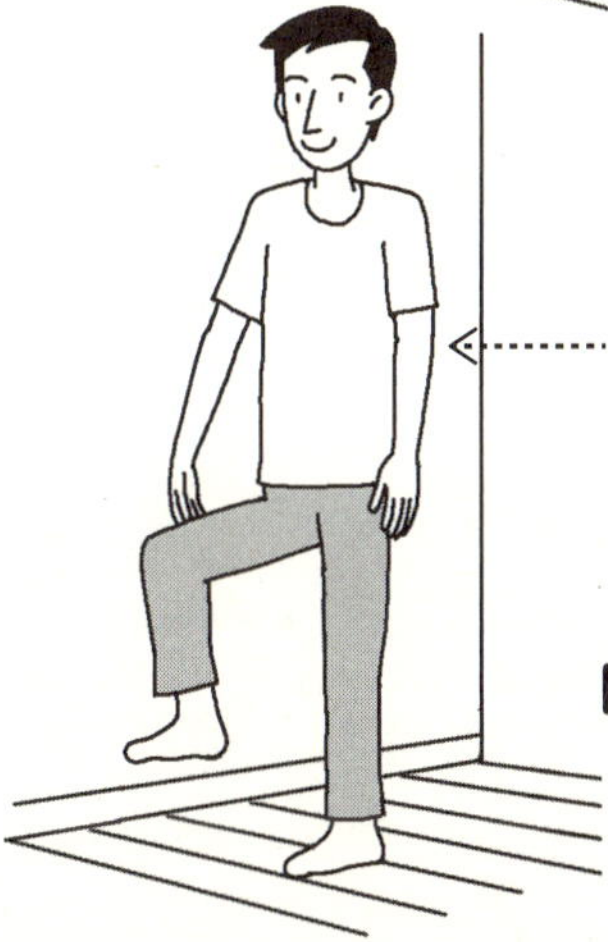

背筋を伸ばして、上体が前傾しないように注意

2 片方ずつ太ももを引き上げる

スクワットは人体の筋肉の70％が存在する下半身の筋肉のほとんどすべてに刺激を与えることができる。

スクワット（squat）とはもともと「しゃがみ込む」という意味である。

【やり方】

①肩幅よりやや広く両足を開いて立ち、頭の後ろで両手を組む。

②背筋を伸ばして胸を張り、お尻は後ろに突き出すようにして、息を吸い込みながら膝を曲げてしゃがみ込む。

③息を吐きながら、ゆっくりと膝を伸ばし立ち上がる。

10回（1セット）を約20秒で行い、小休止をはさんで、3セット行う（60秒）。

筋力がついて、段々、物足りなくなってきたら、スピードと回数を増や

スクワット

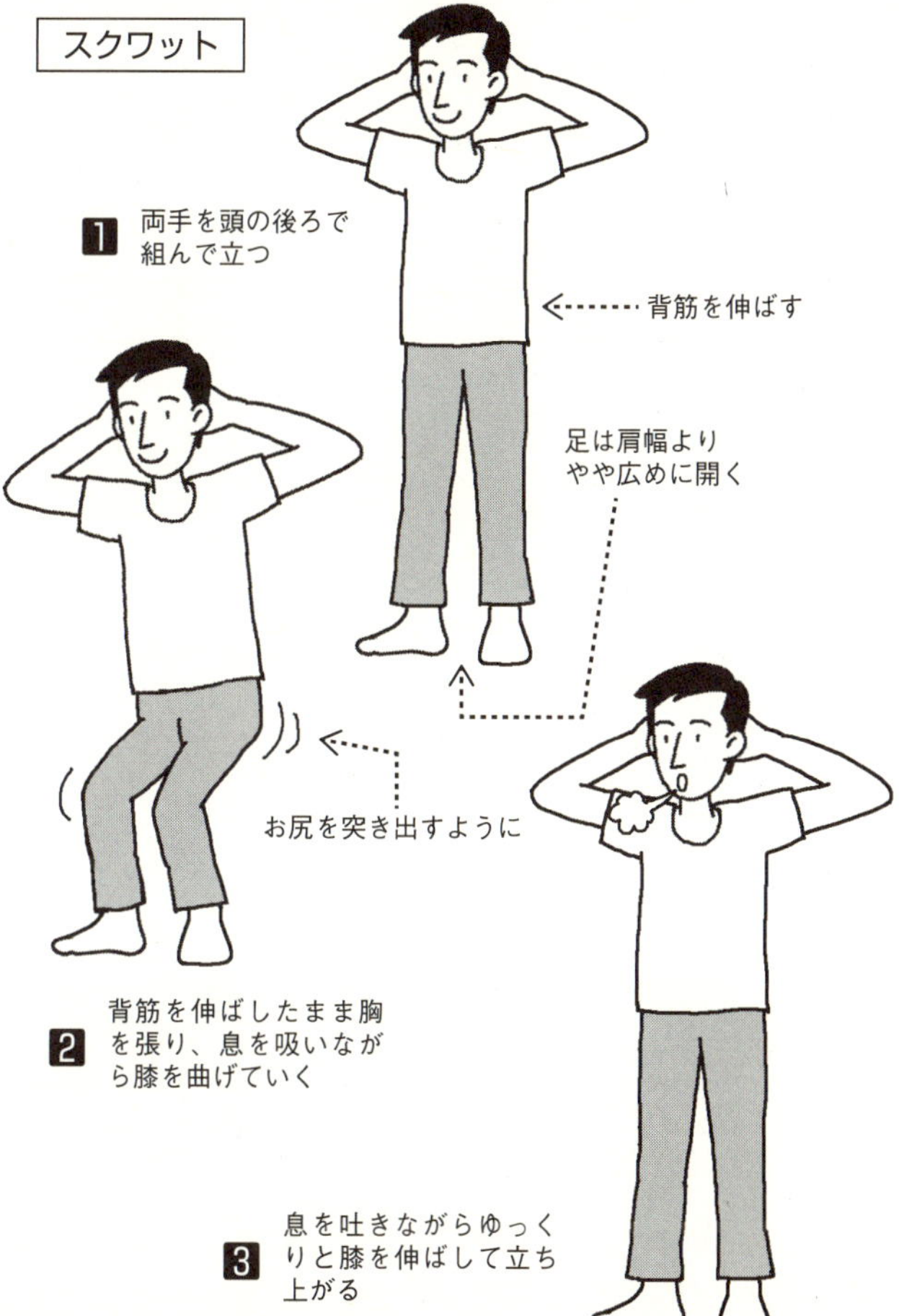

1 両手を頭の後ろで
組んで立つ
背筋を伸ばす
足は肩幅より
やや広めに開く
お尻を突き出すように
2 背筋を伸ばしたまま胸
を張り、息を吸いなが
ら膝を曲げていく
3 息を吐きながらゆっく
りと膝を伸ばして立ち
上がる

す。

(G)かかとあげ運動

スクワットをする力がない人、スクワットをすると膝や腰に負担がかかり、痛みが増す人などは、「かかとあげ運動」をするとよい。スクワットほどの効力はないが、下半身の筋肉に刺激を与えることができる。

【やり方】

①直立した姿勢で、かかとを上げ下げする。

(安定感にかける人は手を壁やテーブルにかけてよい)

10回(1セット)を約20秒で行い、小休止をはさんで、3セット行う(60秒)。

「かかとあげ運動」は、会陰《えいん》部からペニスにかけての筋肉の刺激にもなり、

ペニスへの血行をよくし、性力増強に役立つ。

(D)〜(G)のいずれの動的運動も、毎日行うことで、筋力・筋肉がつき、物足りなくなってきたら、行うスピードと1セットの回数を増やすと、更に負荷がかかって、筋肉が発達する。

アイソメトリック（静的）運動（7秒×4種目＝28秒）、これにアイソトニック（動的）運動（腕立て伏せ＝60秒、ももあげ運動＝30秒、スクワットまたはかかとあげ運動60秒）で、約3分である。

この運動を、1日のうち、できる時間に3分間やると、筋肉・筋力が増し、26ページに示したような、「筋肉の生理作用」の恩恵を受け、「男の体も心も甦る」はずである。

時間がある人は、是非、腹筋運動を!!

腹（の前面）には骨がないのに、腹の中には胃腸、肝臓・胆のう、すい臓、脾臓、腎臓、副腎、子宮・卵巣……などの重要臓器がぎっしり詰まっている。よって、腹は、縦に走る腹直筋、横に走る腹横筋、斜めに走る腹斜筋の3層の筋肉により強力に庇護されている。

漢方医学（とくに、日本の漢方医学）では、お腹の診察（腹診）がとても重要視されている。

患者さんに仰臥位《ぎょうがい》になっていただき、当方の手の平で、お腹を押圧した場合の腹筋の反発力は、若い人や、年配の人でも体力のある人は、とても強い。臍より上と、臍より下の反発力もほぼ同等だ。しかし、高齢者や若くても、糖尿病や性力が弱い人の場合、臍より上の腹筋の反発力に対して、臍より下の腹筋の反発力が、明らかに弱い。そのまま、手の平が背骨まで沈んでしまうような感じがする時もある。これが、これまで述べてきた「腎虚」のサインなのである。つまり、腰や膝の痛み、下肢のむくみやつり、インポテンツ（性力低下）……など老化のサインが出始める時は、必ずこのサインが表われる。これを漢方医学の用語で、「臍下不仁《さいかふじん》」という。

昔から、「臍の下の辺りの所」を「臍下丹田《せいかたんでん》」という。ここに、力を入れると元気（性力も含めて）や勇気が湧いてくることが、経験的に知られている。よって、**「腹筋」とくに、臍より下の腹筋を鍛えることは腎虚（老化）の改善や、男の体と心を甦らせるためにも、とても大切である。**

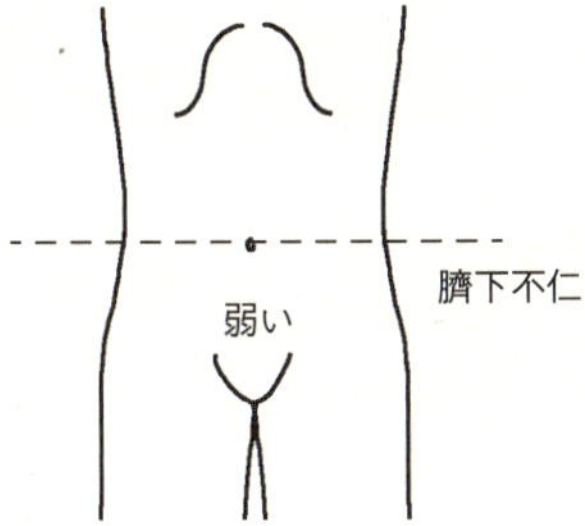

仰臥位で、足首を固定して上半身を起こしたり、元に戻したりする……という、「ふつうの腹筋運動」は、よほど体力のある人か、スポーツ選手にしかできない。

そこで、初心者は、仰臥位の状態から、両膝を顔の方に近づけて、また元の位置に戻す、という、「膝曲げ腹筋運動」をされるとよい。初めは、10回を1セットにし、小休止をはさんで、3セットから始め、段々強くなって物足りなくなってきたら、回数とセット数を増やすとよい。

腹筋運動には、腎虚（老化、性力低下）を防ぐ他にも、種々の効能がある。

日本語には、「腹」のつく言葉が多数ある。「腹が立つ」「腹黒い」「腹の探り合い」「腹を固める」「腹をくくる」「腹を決める」「腹がすわっている」「太っ腹」「腹に一物」……などの日本語を見ると、「腹＝心」であることがわかる。

「腹に心が存在する」ことが、医学的にも段々証明されつつある。

脳の視床下部に存在するソマトスタチン（ホルモン）が消化管上皮やすい臓のD細胞で発見されたことが端緒になり、消化管ホルモンであるコレシストキニン、ガストリン、インスリン、グルカゴンが脳のニューロンにも存在

腹筋運動

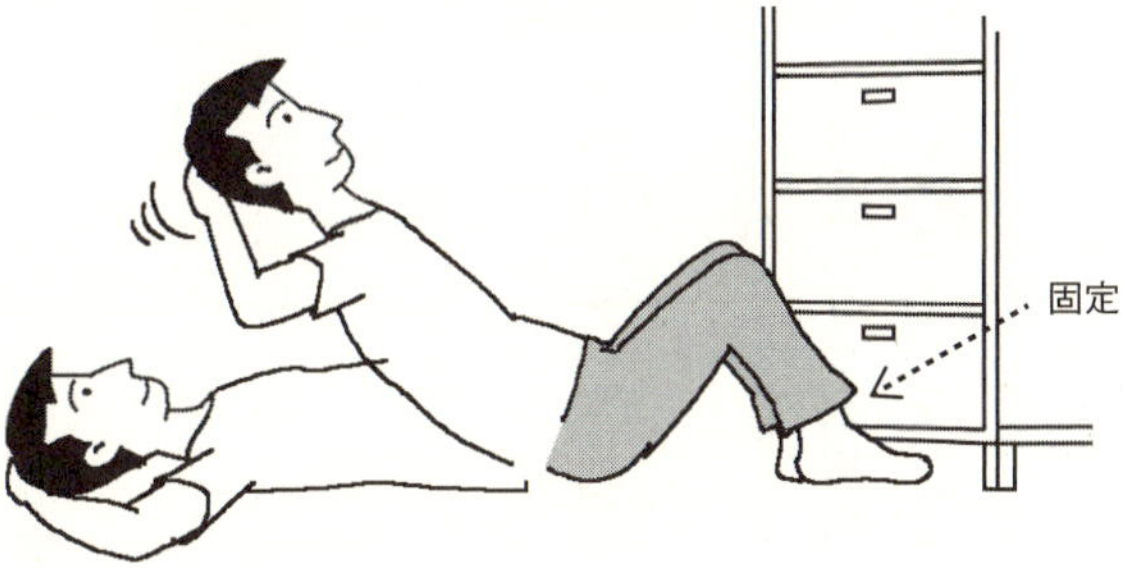

膝曲げ腹筋運動

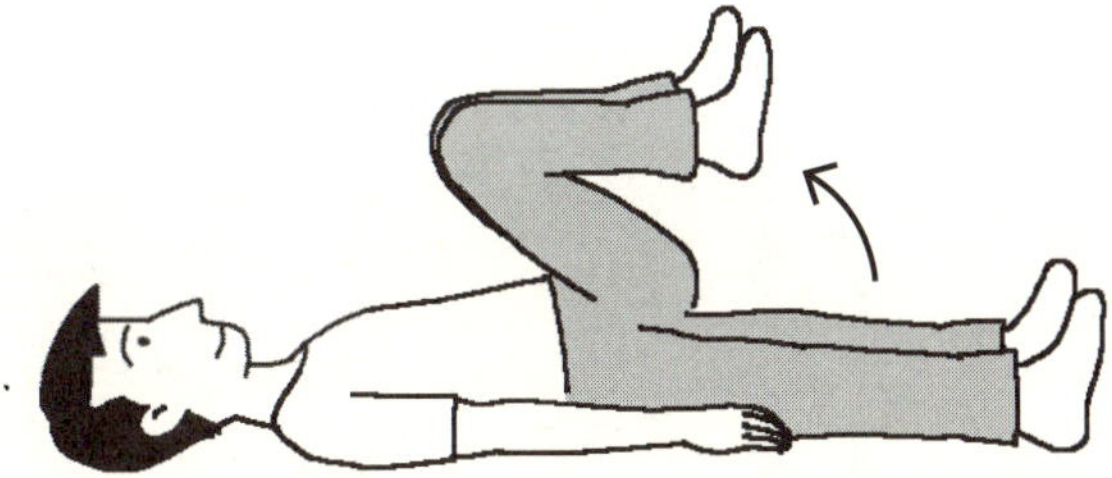

することがわかり、これらは総称して「脳腸ペプチド」とよばれるようになった。

うつ病は、セロトニンという神経伝達物資の不足と大いに関係して起こるが、実は**体内のセロトニンの90％は腸に存在している。**

こう見てくると、ストレスで胃腸がとたんに不調になったり、逆に飲食過多で胃腸が不調になると気分がすぐれなかったりするのも、すべて腸のセロトニンを介して行われていると推測される。

また、腸には、神経や血管がたくさん存在し、免疫現象とも大いに関係している。

腸内には、「パイエル板」というリンパ球が組織化されて集まった場所をはじめ、体全体のリンパ組織のうち、およそ70％が存在しており、ある意味、体の中の免疫力の中心になっている。

こうした重要な働きをしている腸を保護しているのが腹筋なので、腹筋が薄く、脂肪が多くてお腹が冷えていると、腸も冷え、精神力や免疫力も低下してくる。逆に**腹筋が強くてお腹が温かければ、腸も温まって血行もよくなり、精神力や免疫力も良好に保てる。**

よって、ウォーキング、ももあげ運動、（膝曲げ）腹筋運動で、腹筋を鍛えることは、心身の健康にとっても、男の体と心を甦らせる上でも極めて大切なのである。

このすばらしい腹筋の働きを助けてくれるアイテムが、「腹巻き」だ。

「腹巻き」を1日中、1年中着用したら「冷え症が治った」「夜間頻尿が少なくなった」「血圧が下がった」「風邪を引かなくなった」「糖尿病が軽くなった」「心臓の発作が少なくなった」「便秘が改善した」「生理不順や生理痛が軽くなった」「子宝に恵まれた」「性力が強くなった」……などという嬉しいお知らせが届くことが少なくない。

和服の「袴《はかま》」は、臍のやや下のあたり、つまり、臍下丹田のあたりの腹筋を、帯でしめつけて着用する。これで、姿勢も正され、精神面も男らしく、シャンとなれることを、昔の人は、経験的にわかっていたのであろう。

筋肉を効率よく発達させるには

筋肉は運動することで、筋肉繊維が破壊され、筋肉痛が起こる。破壊された筋肉繊維の修復は、脳下垂体から分泌される成長ホルモンが担当する。つまり成長ホルモンは、アクチンやミオシンなどの筋肉タンパク質の合成を促しているわけだ。**成長ホルモンは、運動後と休息中、とくに睡眠中に多量に分泌される。**入眠後、約30分で、ノンレム睡眠（深い睡眠）に入るが、この時、成長ホルモンの分泌量は、最大になる。

力士が朝の猛稽古の後、チャンコ料理を鱈腹《たらふく》食べて午睡するのも、スポーツ選手の合宿では、必ず昼寝の時間があるのも、成長ホルモンの分泌を促して、筋肉の発達を図るという、経験的な知恵だったのだろう。

筋肉繊維は運動による破壊と成長ホルモンによる修復をくり返しながら発達していく。よって、運動後に、休息することが、極めて重要なのである。

性力を強める簡単体操

男の体（性力）と精神力を強靭にしたい御仁は、先に述べた毎日の「3分間筋肉運動」を励行した上に次のような運動を付加されるとよい。

(1)腹へこませ体操

1日数回、ちょっと暇な時に、立ってでも座ってでもいいので、腹へこませ運動を10回（1セット）を2~3セット行うとよい。

背筋を伸ばして鼻から息を吸い、口から吐きながらお腹をできるところまでへこませて、無理のない時間だけそのまま維持するのだ。

もちろん腹筋運動になるし、同時に肛門から会陰部にかけての筋肉の運動にもなるので、ペニスの海綿体への血流をよくして、性力を強くすることができる。

なお、太ももや下腹部には、「陰廉《いんれん》」「大赫《だいかく》」「曲骨《きょくこつ》」などの「強壮・強精」のツボが存在している。よって、以下に示すような太もも～下腹部を刺激するような「体操」が性力増強に効く。

(2)座位上体そらし

正座して、右足首を右手で、左足首を左手でつかんで、ゆっくり上体をそらしていき7～10秒間、その姿勢を保つ。会陰部からペニスにかけての刺激により血行をよくするし、また、強壮・強精のツボを刺激して、性力が強くなる。

(3)股開き前屈体操

①座って両足の裏を合わせ、かかとをぐっと股間に引き寄せる。
②両膝が床につくように、両手で上から押さえる。
③両手で両足の甲を押さえて両足裏が離れないようにしつつ、上半身を前

2 座位上体そらし

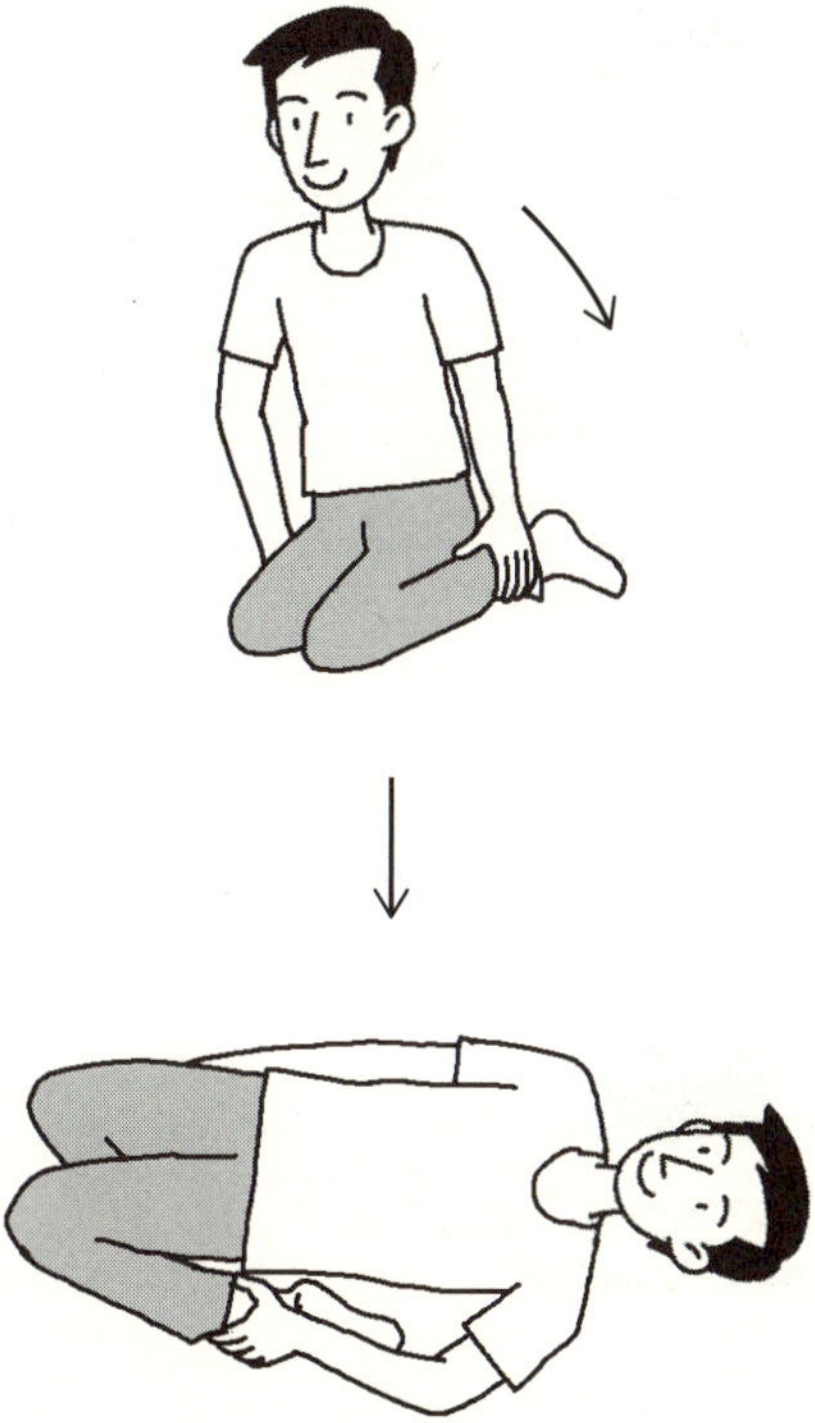

3 股開き前屈体操

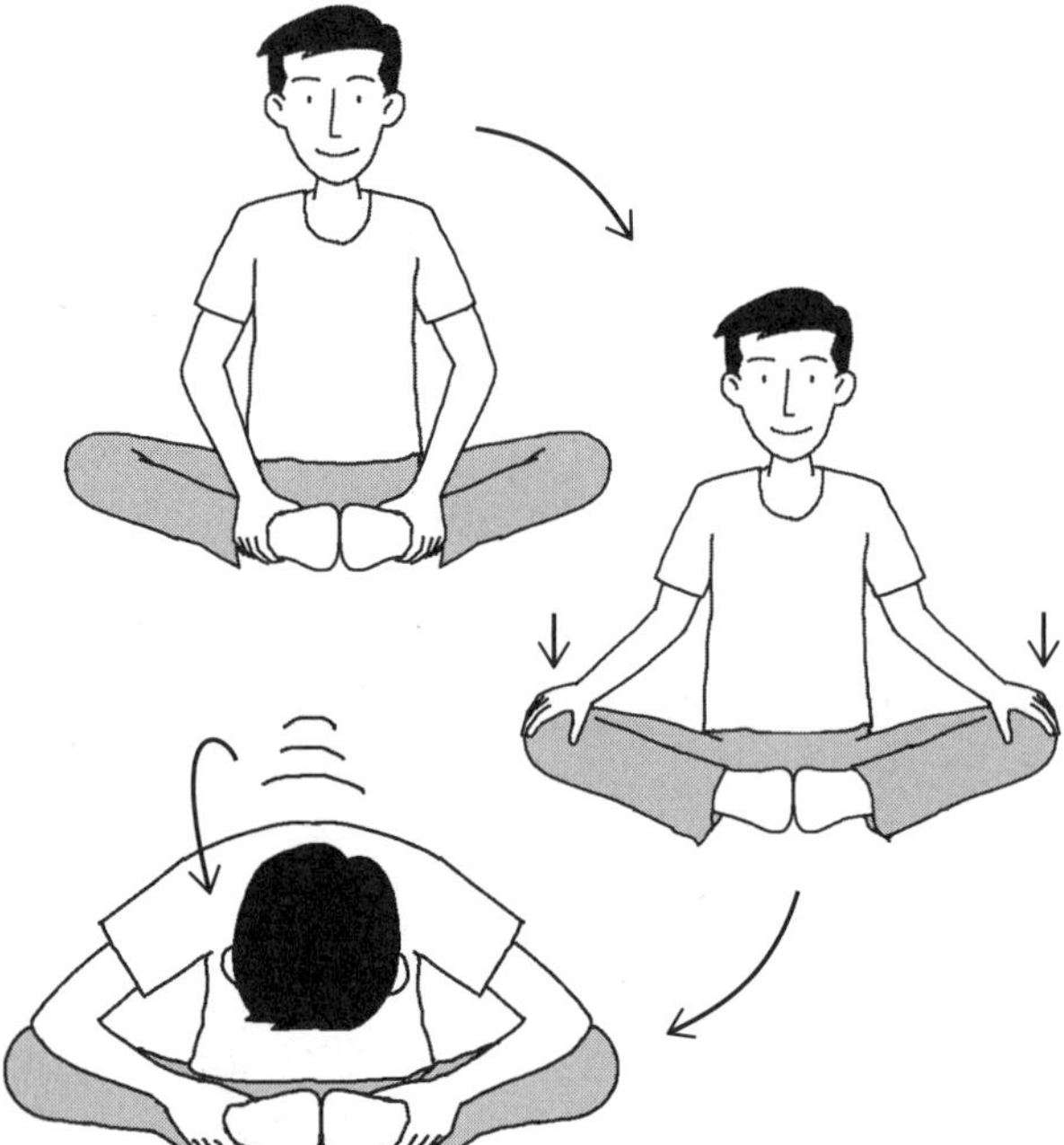

にゆっくり倒す。初めは無理せず、倒れるところまでよい。
④①～③を5～10回くり返す。
会陰部からペニスのつけ根の筋肉の刺激、血行の促進、更には副腎への刺激にもなり、性力の増強につながる。

(4)腰枕・背伸び体操
①腰の下に枕（またはバスタオルを折りたたんだもの）を当てて、仰向《あおむ》けに寝る。
②①の姿勢を2～3分保つ。枕は、初めは低いものを用い、徐々に高いものにする。腰に負担がかかりすぎないよう注意したい。会陰部からペニスのつけ根に対して刺激する体操である。

(5)蹲踞・股開き体操
相撲や剣道などでよく見かける、試合前や試合後にかかとを床につけないでしゃがむ姿勢を「蹲踞《そんきょ》」の姿勢という。
この姿勢は、下半身の強化につながる。

①蹲踞の姿勢をとる。

②両手をそれぞれ左右の膝の内側に当て、膝を外側にゆっくり開く。

③2～3秒停止した後、①の位置に戻す。会陰部からペニスのつけ根にかけて刺激されることが自覚できる。

4 腰枕・背伸び体操

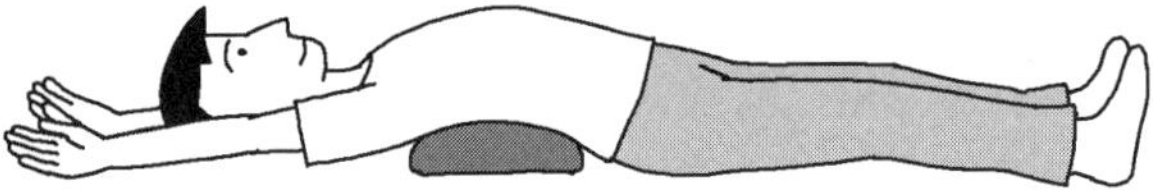

5 蹲踞・股開き体操

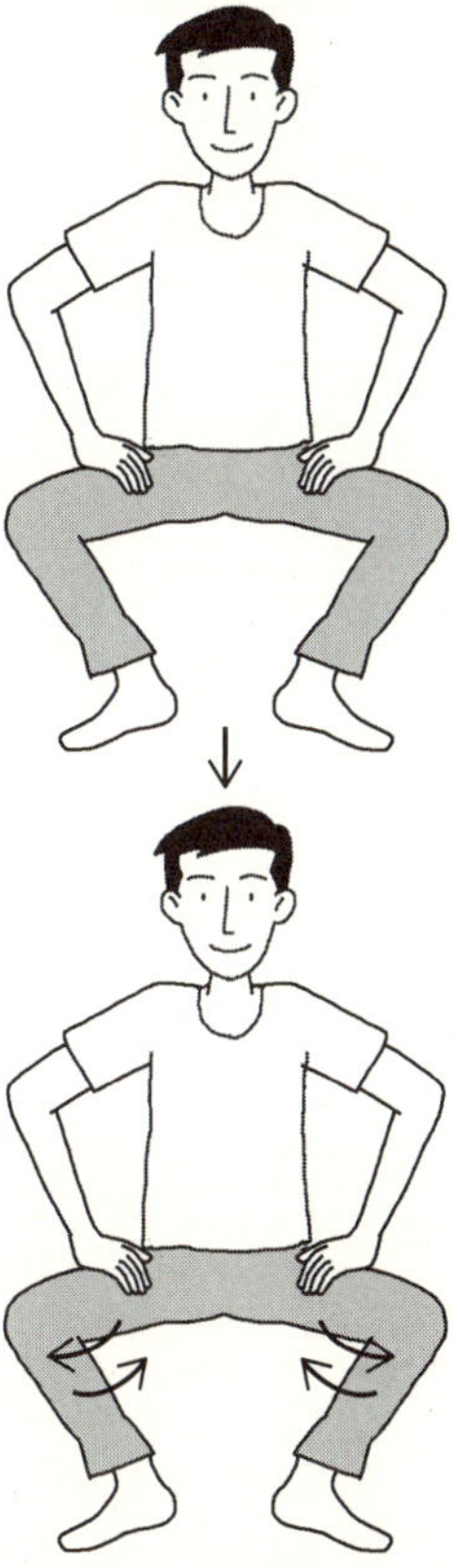

第三章

効果抜群！　精力がアップする食べ物

家康が愛用した「八味地黄丸」の効果

「人参2時間、ゴボウ5時間、山芋たちまち」

という昔からの俗言がある。

人間を植物にたとえると、人間の下半身は植物の根にあたる（相似する）。人間は、年とともに、尻や太ももの筋肉が削げる、腰や脚が細くなる、下肢がつる・むくむ、頻尿になり尿の勢いがなくなる、性力が落ちる……等々、下半身の弱りが目立ってくる。これを腎虚（前出）という。

よって、こうした下半身の弱り（老化＝腎虚）には、ゴボウ、人参、レンコン、ネギ、玉ネギ、ニラ、ニンニク、ラッキョウ、山芋……等々の**根菜類を食べると、老化の予防、改善ができる、というのが漢方医学の相似の理論**である。

ペニスは、俗に「3本目の足」とよばれる。よって、根菜類を大いに食べ、2本の足が強くなると、併行して3本目の足も強くなる。このことを「人参2時間……」で表わしているわけだ。

当時としては、超長寿の73歳まで生きた徳川家康（1542〜1616）は、正室2人と側室16人の他にも、多数の妾《めかけ》がいたらしく生涯16人もの子宝に恵まれた。しかも、半数は50歳過ぎてからの子供だというから驚きである。68歳の時には、「お六」という何と12歳の少女を囲っていたという。

健康、長寿、絶倫を誇った家康が愛用していたのが、漢方薬の「八味地黄《はちみじおう》丸《がん》」であった。

八味地黄丸は、足腰の冷え・むくみ・痛み・しびれ、頻尿、性力低下、眼精疲労・老眼・かすみ目、耳なり・難聴などの老化の症状に効く。

文字通り8つの生薬から成っており、そのうち、

山薬《さんやく》：山芋または長芋の根茎

地黄：アカヤジオウの根

沢瀉《おもだか》：サジオモダカの根茎
牡丹皮《ぼたんぴ》：ボタンの根茎
附子《ふし》：トリカブトの塊根《かいこん》を加圧下で熱処理し、アルカロイド、アコニチンの毒性を消去したもの

の5つまでが植物の「根」である。

江戸時代の川柳に「八味丸　飲んでるそばにいい女房」というのがある。八味（地黄）丸を常用して、性力が増し、夜の営みで十分に女房を喜ばせると、いい女房になる、という意味だろう。

女性のヒステリーや頭痛、うつ症状などが、「セックスによりコロリと治る」という研究報告はたくさんある。

セックスにより、精液が女性の膣《ちつ》に入っていくと、精液の成分が膣壁の血管から、体内に吸収される。

精液には、テストステロンはもちろん、女性ホルモンのエストロゲン、血

行をよくしてくれるプロスタグランディンなども含まれ、女性の気分を高揚させてくれるから、ヒステリー、頭痛、うつ……などに効果的であるという。

米国テキサス大学のデビット・バス博士は、「常にコンドームを使っている女性の13％が過去に自殺未遂の経験がある一方、コンドームを使用したことのない女性の場合、わずか5％だった……」という調査結果を発表している。

(1)土の中に育つ〝根菜〟類

山芋——高い強精作用と老化防止作用

八味（地黄）丸の主薬である「山芋」は、中国最古の薬学書である『神農《しんのう》本草経《ほんぞうきょう》』に「虚弱体質を補って早死にを防ぐ。胃腸の調子をよくし、暑さ寒さにも耐え、耳、目もよくなり、長寿を得られる」とある。

漢方医学では、山薬（山芋）は、「消化促進、寝汗、下痢、頻尿、帯下《たいげ》（おりもの）、腰痛、咳、糖尿などに効く」とされている。

江戸時代に和歌の形で、薬用植物の効能を説いた書物『和歌食物本草《わかしょくもつほんぞう》』に「とろろ汁　折々少し食すれば　脾臓（胃）のくすり　気虚を補う」とある。

山芋は「根菜」であるから、**老化を防ぎ、性力を強くする一面と、「ヌルヌル」食物だから強精作用がすこぶる強いという面もある。**昔から、「山芋、里芋、ウナギ、ドジョウ、ナマズ、オクラなどのヌルヌルした食物は精力剤になる」と言い伝えられてきた。ヌルヌル成分はムチンという糖タンパク質である。

山芋（自然薯《じねんじょ》）は手に入りにくいので、つくね芋や長芋で代用してよい。昼食は「とろろそば」を選んだり、夕食も「とろろ飯」をいただき、山芋酒を夕食前のアペタイザーにしたり、ナイトキャップにするなどと、「とろろ三昧」の食生活をすると、間違いなく、男の体は甦る。

〈山芋酒の作り方〉

山芋または長芋の乾燥根２００ｇを細かく刻み、グラニュー糖約１５０ｇとともに広口びんに入れ、焼酎１・８ℓとともに漬け込んで冷暗所に保存する。３カ月経つと、飲める。

１日１回約30cc飲む。

人参――リンゴと一緒にジュースとして飲めば病気知らず

人間の下半身に形が似ており、色も赤～橙《だいだい》と暖色の人参は、漢方の相似の理論からしても、下半身を温めてその血行をよくし、下半身の衰えを防ぐ抗老化・強精食物である。

私が1979年に、勉強に出向いたスイスのチューリッヒにあったビルヒャー・ベンナー病院は1897年の設立以来、ヨーロッパはおろか、全世界から集まってくるガンをはじめ、難病、奇病の患者を食事療法だけで治療する病院であった。ヨーロッパの真ん中にありながら、食事には、肉、魚、卵、牛乳、バター、マヨネーズ……など一切用いられず、動物性食品はヨーグルトだけであった。

黒パン、ジャガ芋、ナッツ、生野菜、フルーツ、ハチミツ、岩塩を用いて作られた料理が用意されていたが、朝から必ず出される当病院のメイン・セラピー（主治療〝薬〟）が、人参2本とリンゴ1個をジューサーにかけて作る生ジュースであった。

こうした食事療法で、多くの難病が治っていくのに驚き、当時の院長、L・ブラシュ博士に、「なぜ、そんなに人参・リンゴジュースが効くのですか」と尋ねたところ、**「現代文明人に不足がちなビタミン（約30種）とミネラル（約80種）のほとんどが、人参・リンゴジュースには含まれているから**

だ」という答えが返ってきた。

その後、１９８２年に、アメリカの科学アカデミーから「ガンは税金のように免れられないものではない」、それには、「ビタミンＡ・Ｃ・Ｅをしっかり摂取するとよい。ビタミンＡ・Ｃ・Ｅは人参に十二分に含まれている……」という発表がなされて以来、人参ジュースブームが、日本にも到来した。

リンゴは、イギリスに「An apple a day keeps the doctor away.（１日１個のリンゴは医者を遠ざける）」という言葉があるほど、健康に寄与するフルーツだ。

我々の子供時代、病人のお見舞いの品はリンゴか卵が定番だったし、熱を出したり、お腹をこわしたりしたら、母親が、リンゴをすりおろして食べさせてくれたものだ。

リンゴには、ビタミン、ミネラル類がバランスよく含まれ、消炎・解熱作用のあるリンゴ酸、便秘や下痢に効くペクチン（食物繊維）や、活性酸素を除去して、種々の病気や老化を防ぐ、ケルセチン（ポリフェノール）などが含まれている。

アメリカのアイオワ大学のクリストファー・アダムス博士らは、リンゴの皮に含まれる「ウルソル酸」が、筋肉細胞の成長を促すことを実験で確認している。

私は、ベンナー病院から日本に帰ってきてから35年間、毎朝、人参2本とリンゴ1個（皮も含めて）をジューサー（ミキサーではない！）にかけて作る生ジュースを朝食代わりに飲んでいる。このジュースと毎日のジョギング、週2～3回のバーベル運動での筋肉トレーニングのおかげで、35年間一度も病気知らず、すこぶるつきの健康で毎日働いている。

ゴボウ――昔から男性の強精剤として知られる

キク科の越年性草木で、中国では初めは薬草として用いられていた。日本には、千数百年前に薬草として伝播《でんぱ》、食用になったのは平安時代からだ。

日本の本草書（薬学書）として有名な『本朝食鑑《ほんちょうしょっかん》』（1697年）に、「ゴボウは男性の強精剤である」と書いてある。相似の理論から容易に納得できるが、科学的にいうと、**ゴボウに含まれるアルギニン（アミノ酸）が、精子の成分になる**ことからして、当然の理である。アルギニンは、女性ホルモンのバランスを整え、生理不順や更年期障害にも奏効するという。

キンピラゴボウを作る、味噌汁の具にする、すりおろして天ぷらにして食べる……等々、ゴボウを毎日の食事に取り入れると、下半身を強くし、性力を増強することは間違いない。

（2）その他の土の中に育つ〝根〟の強精食物

タケノコ――集中力を高める「チロシン」の原料が豊富

厳密にいうと「根菜」ではないが、土の中に育つので「相似の理論」からすると、男の下半身に精力をつける食物だ。形から見ても、何となく「男根」（ペニス）のイメージと合致する。

タケノコ100g中に亜鉛は「1・0㎎」も含まれており、アサリやハマグリ並みである。

亜鉛は、セックス・ミネラルと言われ、テストステロンの産生・分泌を促す。

また、タケノコには、チロシンというアミノ酸が含まれている。チロシンは、ドーパミンやノルアドレナリンなどと同様、「やる気」と「集中力」を高める神経伝達物質のもとになる。

ニンニク・玉ネギ・ネギ・ラッキョウ・ニラ
——性欲回復ミネラル「セレン」が強精効果を発揮

ユリ科アリウム属の野菜で、強烈な臭いを放つ「イオウ化合物」が主になり、次のような多岐にわたる効能を発揮する。

①強壮・強精作用　②殺菌作用　③駆虫作用　④整腸作用　⑤抗糖尿病作用（グルコキニンの働き）　⑥発汗・利尿作用　⑦強心・血液循環促進作用　⑧降圧作用　⑨抗コレステロール作用　⑩強肝作用……等々である。

「古代エジプトのピラミッド建設に従事した奴隷には玉ネギとニンニクを食べさせた」「中国の万里の長城を造るために使われた奴隷たちの活力源もニンニクであった」というエピソードがある。

禅寺で、寺門の脇に掲げられている戒めの語「葷酒《くんしゅ》山門に入《い》るを許《ゆる》さず」

の「葷」とは臭いの強い野菜のことで、ニラ、ニンニク、ネギ、ラッキョウ、ヒルは「五葷」とよばれる。「あまりに強精作用が強いので、修行中の僧侶は食べてはいけない」ということである。こうした**「五葷」には、「性欲回復ミネラル」とも言われる「セレン」が含まれている点も、強精効果を発揮する所以であろう。**

我が国で初めての解剖学の訳本『解体新書』をオランダ語の『ターヘル・アナトミア』から和訳した蘭方医・杉田玄白（1733〜1817）は、当時としては超長寿の84歳まで生きたが、幼少時からずっと病弱であった。若狭国（福井県）小浜《おばま》藩の藩医の家に生まれたが、成人になっても胃腸病に悩まされる腎虚の体質であった。そのせいもあってか、41歳での晩婚であった。

しかし、結婚を機に、ユリ科の植物である「金針菜《きんしんさい》」のキンピラを毎食食べるようになって、みるみる元気になった、という。

その元気のあまり、妾に１男３女を産ませたが、３女は、63歳の時の子供というから恐れ入る。64歳の時に「吉原の茶屋の女中にほれた」というエピソードもある。「ユリ科の植物」の強精作用、恐るべし。

ニラ入りの味噌汁、ニラの卵とじ、玉ネギの入ったサラダ、ネギをふんだんにふりかけたうどんやそば……を毎日食べられるとよい。

ニンニクは「ニンニク酒」にして飲むとよい。

〈作り方〉

①ニンニクの株半分をよく洗って細かく刻む。
②広口のびんに焼酎７２０mlと一緒に入れて、冷暗所に約１週間置く。
③②に、氷砂糖１００gと生姜《しょうが》２片、ミカンの皮１個分をそれぞれ刻んだものを入れる、となおよい。
これを就寝前に１～２杯飲む。

［セレンを多く含む食物］
・アジ、イワシ、サバなど青い背の魚
・ニラ、ニンニク、ネギ、玉ネギ

生姜――イスラムでは媚薬として使われていた

ヨーロッパの医学を1000年以上にわたり、リードしてきたイタリアのサレルノ大学の医学校では、「老人はもっと生姜を食べよ。そうすれば、若い時と同様に、愛し愛され、幸せな生活を送れるだろう」と、年配者への強壮・強精剤としての生姜を奨励している。

15世紀、エジプトのカイロで活躍した医師アル・サユティも、著書『預言者の医学』の中で、「生姜は体内のむくみを防ぎ、消化を助け、精力を増強させる」と述べている。

『アラビアン・ナイト』には、生姜は「媚薬《びやく》」として登場する。

生姜を意味する英語「ginger」を辞書で引くと、

〈名詞〉①生姜

②元気、意気、ぴりっとしたところ、気骨

〈動詞〉①……に生姜で味をつける

②元気づける、活気づける、励ます、鼓舞する

とある。イギリス人も生姜の効能を経験的に知っていたのである。

一般によく服用される漢方薬約200種類のうち、約70％（約140種）に生姜が生薬として含まれている。「生姜なしには、漢方は成り立たない」と言われる所以である。

中国の明時代の薬学書『本草綱目《ほんぞうこうもく》』には「生姜は百邪（万病）を防御する」とあるし、漢方の原典の1つ『傷寒論《しょうかんろん》』にも「生姜は体内のすべての臓器を刺激して活性化し、体を温める。代謝を調節し、体内の余分な水分を

取り除き、駆風（ガスを排出）し、消化を助ける」と書いてある。つまり、生姜は「万能薬」なのだ。

生姜の効能は、「辛味成分」のジンゲロン、ジンゲロール、ショウガオール、カプサイシン、「芳香成分」のジンギベロール、ジンギベレン、クルクミン、ピネンなど、約400種類の成分の総合作用により醸し出される。

種々の論文から、生姜の効能をまとめてみると、

①生殖機能の増強

生姜は精子の運動率を高め、また女性の子宮・卵巣の働きをよくして不妊症に奏効する。生姜に大量に含まれるセックス・ミネラルの「亜鉛」の効能によるところが大と思われる。

その他としては、

②体を温める

③免疫力を高める

④発汗・解熱
⑤去痰《きょたん》・鎮咳《ちんがい》
⑥消炎・鎮痛
⑦血栓防止
⑧強心
⑨消化・吸収促進
⑩抗潰瘍
⑪鎮吐（吐気を止める）
⑫抗菌・抗ウイルス
⑬抗コレステロール
⑭抗うつ
⑮めまいを防ぐ
……等々の作用を有する。

万病の妙薬「生姜」を毎日、しっかりとり入れる方法としては、熱い紅茶にすりおろし生姜と黒砂糖（またはハチミツ）を、自分が一番旨い！　という量を入れて作る「生姜紅茶」を1日3杯以上飲まれるとよい。先に示した①〜⑮の効能の恩恵に浴せるはずだ。

他に、味噌汁、納豆、煮物、うどん、そば……などに、すりおろし生姜を加えて食べる生姜三昧の生活をおすすめする。

(3)ヌルヌル・ネバネバ食品

昔から、山芋、里芋、オクラなどの「ヌルヌル」食品は精がつくといわれてきた。ヌルヌル・ネバネバの正体はムチン（糖タンパク質）で、タンパク質の消化・吸収を促し、強壮作用を発揮する。

納豆――バイアグラのような性力増強効果

「夫婦で納豆を多食すれば、納豆のような仲（からみ合って、いつも仲睦《なかむつ》まじい夫婦）になれる」と昔の人は言っている。

納豆の原料である大豆は、牛肉と同様の必須アミノ酸を含み、「畑の肉」ともよばれるほど栄養価が高いが、欠点は、消化に難があること。

しかし、納豆には、タンパク質を分解するプロテアーゼ、でんぷん（炭水化物）を分解するアミラーゼ、脂肪を分解するリパーゼなど種々の消化酵素が含まれているので、大豆の栄養等を存分に吸収できる。もちろん、大豆と同様、B_1、B_2、B_6、Kなどのビタミン、高脂血症や老化を防ぐサポニン、脳の働きをよくするレシチンなどの健康促進成分が豊富に含まれている。

さらに、含有成分のピラジンやナットウキナーゼは、血液をサラサラにして血栓を防ぐので脳梗塞や心筋梗塞の予防になり、ペニスの海綿体への血行もよくするので、バイアグラと同様、性力増強に役立つ。**納豆には、ムチンの他、精子の頭部の主成分である「アルギニン」が含まれていることも強精作用を発揮する理由の1つである。**

名将で、かつ築城の名手であった戦国の武将・加藤清正（1562～1611）は、朝鮮出兵の折、1人で虎退治をしたほどの強者《つわもの》であったが、その元気の秘密は、大好物の「納豆かけ玄米ご飯」にあったという。

幕末の京で徳川幕府のために大活躍した新選組の組長、近藤勇《いさみ》（1834～1868）は「鬼より怖い」として恐れられた剣の達人であった。万延元年（1860）に現在の東京・多摩でツネと結婚した。京の都で数多くの敵と戦い斬り捨てるという毎日を送りながら、その合間に芸者遊びも盛んにやった。深雪《みゆき》太夫、金《きん》太夫などの芸者を愛人にし、妾腹《しょうふく》の子を何人も作ったことは有名である。

34歳で、東京・板橋の刑場で打ち首となり、その生涯を閉じるまで、多数の女性に対して精力絶倫ぶりを発揮したが、その彼の大好物も「納豆」であったそうだ。

「とんちの人」「一休さん」で有名な禅僧の一休宗純（1394〜1481）の道号「一休」は「人生の苦難は、一休みしている間に過ぎ去っていくものである」という信念のもとに、師が「一休」という号を授けた、という。

一休寺の他、大徳寺の住職を務めた割には、酒も女も好きという世俗的な面もあった。77歳の時に、50歳も年下の盲目の美人旅芸人（森女）と大恋愛したことでも有名。

この一休さんも納豆が大好物であったという。当時としては、超長寿の87歳まで生きた。

ウナギ・ドジョウ——精子の成分である「アルギニン」が多量

ウナギやドジョウの体表のヌルヌル成分は、**ムチン（糖タンパク質）というタンパク質で、食べると胃腸の粘膜を保護し、タンパク質の消化・吸収を助け、強壮・強精作用を発揮する。**

またウナギやドジョウは精子の頭部の主成分であるアルギニンを多量に含む。

ウナギには、免疫力を上げるビタミンA、疲労回復に必須のビタミンB_1、若返り・強精のビタミンE、血液をサラサラにして血流をよくするEPAやDHAなどの不飽和脂肪酸が含まれている。よって、夏バテがひどくなる「7月の土用の丑《うし》の日にウナギを食べる習慣」があるのだろう。

ドジョウにもタンパク質、ビタミンA・B_1・B_2・Dが豊富に含まれ、またミネラルのカルシウム、鉄の含有量も驚くほど多い。よって、ドジョウと栄養・強精効果満点の卵、同じく強精作用の強力なゴボウをたっぷり入れた「柳川鍋」は、滋養・強壮・強精効果が抜群なのである。

卵――食物中最上・最高の強精食

卵は昔から「精がつく」食べ物として重宝されてきた。卵白のプロテイン・スコア（タンパク質の優秀性の指標）は最上の「100」である。そもそもタンパク（蛋白）の「蛋」は「卵」の意味で、「タンパク」とは「卵白」の意味なのである。

「卵黄」の成分のうち、15％はタンパク質、30％は脂質である。脂質の60％が中性脂肪で、30％がリン脂質、10％がコレステロールである。

卵は「高コレステロール食」として、忌避されるむきもあるが、卵黄の中のレシチンに抗脂血作用があること、また卵黄の「脂」は、高脂血を促す飽和脂肪酸（肉やバターに含まれる）が約37％、逆に抗脂血作用をもつ不飽和脂肪酸（魚油や植物油に含まれる）が約67％から成っており、卵は高脂血症を促す食物ではない、という研究もある。

卵にはセックス・ミネラルの「亜鉛」が大量に含まれているので、強壮・強精作用が強い、とされている。有精卵を温めると生命（ひよこ）が誕生することを考えると、食物中最上・最高の強精食と言ってもよい。同じく、強壮・強精作用の強力なニラと作る「ニラの卵とじ」などにして常食されるとよい。

タラコ・シラコ・イクラ――「タウリン」が血液をサラサラに

タラコ、イクラなどの魚卵やシラコも性力が強くなる食物である。

スケトウダラの卵巣が「タラコ」で、「シラコ」は、マダラの精巣である。スケトウダラは韓国では「ミンタオ（明太）」とよばれており、日本でタラコを唐辛子などで加工した食品が「辛子明太子」といわれる。

「タラコ」「シラコ」をはじめ、カラスミ（ボラの卵巣の塩漬けを乾燥させたもの）も卵巣で、ウニも「生殖器」の部分である。こうした、卵巣、精巣、生殖器など生殖に関する部分が、食べる人間の生殖力を強くするのは、「相似の理論」から考えて至極当然である。

タラコ、シラコ、イクラ……などは高コレステロール食品と思われてきたが、含有成分のタウリンが、むしろ、コレステロールを低下させてくれる。

タウリンは、血液をサラサラにして血流をよくするので、ペニスの海綿体への血流をよくして、強精作用を発揮する。

昔からタラコが「勃《た》ち」「硬さ」「性力増進」「スタミナ」すべてに、即効性があることはよく知られている。

(4)魚、魚介、肉などの動物性食物

エビ・カニ・イカ・タコ・貝・カキ・ナマコなどの魚介類
――「海の朝鮮人参」「海のミルク」とよばれるほど滋養たっぷり

中国では、エビは強精食品なので「独身者や1人旅をする時は、エビを食べてはいけない」などと言われている。エビの頭と胸の後ろにある乳白色の「精巣」を食べると、極めて強精効果が強い。

カニやアワビ、サザエの「ワタ」は、精子の頭部の主成分であるアルギニンを多量に含むので強精作用が強力である。

ナマコは、ウニと同じ棘皮《きょくひ》動物であるが、中国では、「海参《ハイチエン》」、つまり、「海の朝鮮人参」とよばれ、滋養・強壮・強精剤として用いられている。

因みに「このこ」は、ナマコの卵巣を干したものだ。ナマコの腸の塩漬け

（このわた）とウニ、カラスミは、酒肴《しゅこう》の三大珍味といわれる。

カキは、エネルギー源のグリコーゲン、B_1・B_2・B_6・B_{12}などのビタミンB群、銅・鉄・マンガン・ヨード・カルシウムなどのミネラルが豊富に含まれるので、「海のミルク」とよばれるほど滋養がある。また**セックス・ミネラルの「亜鉛」の含有量は、全食品中断トツの1位だ。**カキ鍋を食べた翌日の「朝立ち」が猛々《たけだけ》しいのを経験されたことのある殿方も少なくないはずだ。

こうした魚介類、魚卵は、高コレステロール食物だとして忌避されてきたが、1977年、大阪大学内科の山村雄一教授が、それまでの比色法から酵素法という、より鋭敏な方法で、コレステロール値を測定したところ、意外と少ないことが証明された。そのうえ、魚介類、魚類は、遊離アミノ酸の「タウリン」を含んでおり、このタウリンが健康を増進する種々の生理作用を有することが明らかにされている。つまり、

①性力増強　②強肝作用　③胆石溶解作用　④血中コレステロール低下作

用　⑤強心・抗不整脈作用　⑥降圧作用　⑦筋肉疲労をとる作用　⑧インスリンの分泌を促進し、糖尿病を防ぐ作用

……等々である。

カツオ節――「ノルアドレナリン」の原料の含有量が高い

徳川家康に仕え、「天下のご意見番・大久保彦左衛門」として有名だった旗本、大久保忠教《ただたか》（1560〜1639）は、当時としては、超長寿の79歳まで生きた。その元気のもとは「カツオ節」にあった由。

彦左衛門の自伝『三河物語』の中には「戦闘開始の直前や空腹の時にカツオ節をかじると不思議な力が溢れてくる」と述べられている。

カツオ節は、タンパク質含有量は、肉以上なのに脂肪は少なく、血液をサラサラにするEPAや脳を活性化させるDHAが豊富に含まれ、A・B_1・B_{12}などのビタミンや鉄分、「性欲回復ミネラル」のセレンが含まれる滋養・強

壮・強精食である。「やる気」を起こさせる「ドーパミン」や「ノルアドレナリン」の原料となるフェニールアラニン（アミノ酸）が100g中3200mgも含まれている。

時速60km以上の猛スピードで一生泳ぎ続けるカツオは、疲労物質を消去する「アンセリン」や「カルノシン」を多量に含んでいる。カツオ節を食べると元気が出る理由がよくわかる。

同じく強精食の玉ネギをスライスして、その上にカツオ節と醤油をかけて、1日1回食べると、元気が漲《みなぎ》ってくる。

肉――ホルモンを作る必須アミノ酸が豊富

性欲（生殖力）、食欲、睡眠、感情、体温、心臓、呼吸、排泄……などの生命維持機能に大きく関与している脳の神経伝達物質・ホルモンとして有名なのが「ドーパミン」「ノルアドレナリン」「セロトニン」である。「ドーパミン」は性欲や食欲を増進させ、やる気を起こさせる。「ノルアドレナリン」は活力を増し、「セロトニン」はストレスに対しても動じない心の安静な状態をもたらす。

ドーパミンやノルアドレナリンの原料になるのは「フェニールアラニン」で、セロトニンのもとは「トリプトファン」という必須アミノ酸である。こうした必須アミノ酸は肉に多く含まれている。

肉の脂肪に含まれる「アラキドン酸」が脳内で「β-エタノールアミン」と結合すると、「アナンダマイド」という多幸感をもたらす物質に変わり、幸せな気分になってストレスからも逃れやすくなる。

よって、**肉は、ストレスを取り、やる気を起こさせる食物といえる。**

しかし、食べすぎると痛風や欧米型のガン（肺・大腸・食道・すい臓・前立腺などのガン）の一因にもなるので、要注意だ。

徳川家康の絶倫ぶりについては、八味（地黄）丸が貢献していた、と先に述べたが、「肉」も、その一部を支えていた、と思われる。

家康は、「薬食い」と称して、近江の井伊家から献上された近江牛の味噌漬けをよく食べていた、という。他にも、味噌汁や焼き味噌が大好物であった由。

元禄15（1702）年、吉良邸に討ち入って吉良上野介の首級を取り、主君・浅野内匠守の仇討ちを果たした「忠臣蔵」の主人公大石内蔵助（1659～1703）は、酒も女も大好きで妾も数人いたが、やはり好物は「牛肉の味噌漬け」であったとのこと。

「味噌」には、精子を作る「アルギニン」が多量に含まれている。

江戸末期に、咸臨丸《かんりんまる》の艦長として日本人初の太平洋横断を成し遂げ、また、西郷隆盛と直談判の末、江戸城の無血開城を成功させた勝海舟（1823～1899）は、女性にもすこぶるもて、2歳上の妻・民子以外に、梶久子（長崎）や増田糸（京都）など、10人以上の妾や愛人に4男5女を産ませた。

海舟の好物は「豚の角煮」であった、という。

［フェニールアラニンを多く含む食物］
・牛・豚・鶏などのレバー
・カツオ節（100g中3200mgと断トツ）
・大豆、落花生、アーモンド、松の実など豆類やナッツ類

(5)その他の強精食物

ゴマ――精力絶倫を誇った秀吉の好物

精力絶倫を誇った豊臣秀吉（1537〜1598）の好物がゴマであったという。

尾張国愛知郡の豪族杉原定利の娘・寧々《ねね》が正室であったが、側室は10人以上いた。

後継の秀頼を産んだ淀殿の他、徳子、南の局、松の丸殿、加賀殿（前田利家の娘）、三条殿、三の丸殿、姫路殿、月桂院、安楽院……等々、枚挙にいとまがないほどだ。

ゴマの成分の半分が、リノール酸やオレイン酸など、動脈硬化を防ぎ、血液をサラサラにする脂質である。**良質のタンパク質（約22％）、疲労回復のビタミンB群、老化予防・若返りのビタミンE、貧血に効く鉄や銅、セックス・ミネラルの亜鉛、骨を強くするカルシウムなどが豊富に含まれている。**

ガン予防、二日酔いに効くゴマリグナン（セサミンなど）も、最近の話題だ。

毎日摂取するには、（黒ゴマ8：粗塩2）をフライパンで炒《い》り、すりつぶした黒ゴマ塩（市販品もある）をご飯にふりかけて食べるとよい。山芋をすって卵黄をのせ、ゴマをふりかけて食べると、3つの強精食品の相乗効果で超「強精食」となる。

また、黒酢と黒ゴマの組み合わせも強精食だ。

〈作り方〉

黒酢適量に、その半量の黒ゴマを加え、約1カ月おく。その後スプーン2杯程度、毎日飲む。

セロリ――古代ギリシャから伝わる万能薬

フランスには、「男に対するセロリの効き目を知ったなら、女はセロリを探して、パリからローマまでいくのをいとわないだろう」とか「セロリの効き目を一度知ると、男は庭一杯にセロリを植えまくるだろう」という俗言がある。

セロリは古代ギリシャ時代から、万能薬（利尿剤、解熱剤、胃薬、催淫剤など）として用いられていた。
セロリは、A・B_1・B_2・Cなどのビタミンの他、赤血球の成分となり、また脳神経の働きに必須のマグネシウムや鉄を多く含み、その上「肝腎要《かんじんかなめ》」の肝臓の働きを強くする「メチオニン」も含んでいる。

さらに、血液をサラサラにするピラジンを含むので、ペニスの海綿体への血流をよくして性力を増すのであろう。

毎日、摂取するには、人参2本、リンゴ1個にセロリ50gをジューサーにかけて作る生ジュースを朝食代わりにするとよい。

その他

①セロリの葉を具にした味噌汁
②セロリの葉でチーズを巻いたオードブル
③セロリ、タコ、玉ネギのサラダ
④セロリのキンピラ
⑤セロリとイカの炒《いた》め物

などとして食べれば、強壮・強精作用の恩恵にあずかれる。

ザクロ――男性ホルモン「テストステロン」の合成・分泌作用を促す

中国では昔から「ザクロを食べると子宝に恵まれる」という言い伝えがあり、紀元前1550年にエジプトで書かれたパピルスの文書や、古代インドの性典『カーマ・スートラ』にも「勃起力を高める作用がある」と記されている。

米国ボストン大学の研究班が「オスのウサギにザクロジュースを毎日与えたところ、ペニスの海綿体への血流が多くなった。そして性欲が高まり、勃起力が強くなって、メスのウサギとの交尾回数が増えた」との実験結果を発表している。

その理由として、**ザクロには、セックス・ミネラルの亜鉛が多量に含まれ**

ているこ と、また、テストステロンの合成・分泌作用を促す作用があるこ
と、を挙げている。

コラム セックス・ミネラル＝亜鉛を多く含む食物

亜鉛は人体内の約200種の酵素のもとになっており、不足すると、皮膚病、味覚・嗅覚障害、糖尿病、性力低下の要因になる。

男性の人体中、亜鉛は次のものに多く含まれる。つまり漢方でいう「腎」の部分に多く含まれるのである。

精液	0・330mg／1g中
前立腺	0・102 〃
腎臓	0・055 〃
睾丸	0・017 〃

図表8：亜鉛を多く含む食品

（100g中、単位：mg）

カキ／13・2	カシューナッツ／5・4
カラスミ／9・3	そら豆／4・6
パルメザンチーズ／7・3	牛もも肉／4・4
豚レバー／6・9	アーモンド／4・0
抹茶／6・3	牛レバー／3・8
炒りゴマ／5・9	毛ガニ／3・8
牛肩肉／5・7	味付のり／3・7
牛肩ロース／5・6	プロセスチーズ／3・2
ゴマ／5・5	鶏レバー／3・0
スルメ／5・4	落花生／2・3

「五訂増補　食品成分表2009」女子栄養大学出版部より抜すい

体を温める生活と食べ物

植物は、温帯から熱帯にかけて繁茂するし、動物も種類・数ともに、亜寒帯から寒帯よりも、南方に多い。

人間についても東南アジア、インド、アフリカ……など南国は人口も多いし、子供の数も多い。

女性が、妊娠可能になる排卵期には、体温が約0・5℃上昇する。よって、生殖には、環境温度も、体温も高い方がよいようだ。

日本には、不妊で悩むカップルが大勢いるし、セックスレスの人が増えているのは、この50年間で約1℃低下した「日本人の低体温化」が一因かもしれない。

第一章でも書いたが、医学大事典には、50年前の日本人の体温は（36・89±0・34）℃と記されている。つまり、低い人でも36・55℃、高い人は37・

23℃もあったということだ。私は外来の患者さんの体温は必ず計ることにしているが、高い人で36・2〜3℃、ほとんどの人が35・0℃台である。日本人の今の平均体温は36・2℃というデータもあるが、それでも50年前に比べ、0・7℃下がっている。

体温が1℃下がると免疫力は約30％減弱するとされている。この40年間で医師数は13万人から30万人余と倍増し、医学も長足の進歩を遂げ、医療費を年間39兆円も費消しながら、ガンをはじめ、種々の慢性病で苦しむ日本人が多いのは、日本人の低体温化が背景にあると私は確信している。

また、出生率の減少と、体温の低下が一致する、という研究報告もある。

体温が低下した原因には次のことが考えられる。

(1)筋肉労働や運動の不足

交通機関の発達、電気掃除機・洗濯機など家電製品の普及で、ウォーキングや肉体労働量が減った。体温の40％は筋肉で産生されるのだから、体温が低下するのは、当たり前である。

(2)行きすぎた塩分摂取制限

寒くて、暖房設備も今ほど十分でなかった東北地方の人々は体を温めるために塩分の摂取を多くして、寒さをしのいだ。そのため、高血圧や脳出血の罹患者も多く、1960年頃から減塩運動が東北から全国へと展開されていった。

しかし、今では塩分不足による体温低下で、ガン(35℃の低体温でガン細胞は最も増殖)、リウマチ、アレルギー、うつ……などの〝冷え〟の病気が東北地方だけでなく、全国で増加している。

(3)水分のとりすぎ

日本人の死因の2位=心筋梗塞(約20万人)と4位=脳梗塞(約12万人)が血栓症なので、「血液をサラサラにする」との大義で、水分の大量摂取がすすめられている。

しかし、雨にぬれると体は冷えるように、やみくもに不必要な水分をとると、体は冷える。

(4)シャワーですませる入浴習慣

若者を中心に、体が温まる湯船につかる入浴より、シャワーですませる人が多くなっている。

(5)体を冷やす食物のとりすぎ

西洋医学・栄養学には、「食べると体を冷やす食物」(漢方でいう陰性食物)と「体を温める食物」(同じく、陽性食物)が存在するという概念はない。

食物の価値をカロリー、ビタミン、ミネラル、タンパク質、脂肪、糖などの多寡で決めるからだ。

しかし、夏に、酢のもの、生野菜、スイカ、ビール、冷や麦などを好んで食べるのは、こうした食物が体を冷やす陰性食物だからである。反対に冬は、肉、卵、ネギ、醤油でスキヤキを作って食べるとおいしい。こうした食物が、体を温める陽性食物だからだ。

ある食物が「体を冷やす」か、「体を温める」かは、含有カロリーとは、無関係なのだ。陰性食物と陽性食物は図表9に示すような特徴があるが、こうしたことを1つひとつ考えて、陰性食物か陽性食物かを決めるのは面倒くさい。

図表9：陽性・陰性食物の特徴

	陽性食物	陰性食物
産地	北方産	南方産
硬軟	水分が少ない、固い	水っぽい、柔らかい
味	塩辛い	酸っぱい、甘い
植物の部位	根菜	葉菜
動植物	動物性	植物性

そこで、端的に見分ける方法として、食物の外観の色があ

る。

青・白・緑の冷色は、陰性食物で、赤・黒・橙の食物は陽性食物である（図表10）。

ただし、陰性食物も、熱や塩や圧力を加えたり、発酵させると陽性食物に変わる（図表11）。

毎日、体を温める食物を中心に食べ、筋肉運動を怠らず、入浴、温泉、サウナ……などで体を温めれば、セックスも強くなる。

「うつ」や「男性更年期障害」の人は、ほぼ全員低体温である。こうした人たちが、セックスレスになるのは、至極当然といえる。

なお、1日のうちの最低体温は午前3時～5時で、この時間帯に死亡する人、不眠症で目を覚ます人、喘息《ぜんそく》の発作を起こす人が多くなる。自殺者が一番多いのもこの時間帯だ。よって体温は、人の「健康」「病気」「死」と大い

図表10：陰性食品、陽性食品一覧

陰性食品（冷やす食物） （青、白、緑色）	陽性食品（温める食物） （赤、黒、橙色）
牛乳	チーズ
うどん	そば
大豆	納豆、黒豆、小豆
白パン、白米	黒パン、玄米
白ワイン、ビール	赤ワイン、黒ビール、酒、紹興酒
洋菓子	和菓子
葉菜	根菜、海藻
緑茶	紅茶
南方産の果物	北方産の果物
（バナナ、パイナップル、ミカン、レモン、メロン、スイカ）	（リンゴ、サクランボ、ブドウ、イチゴ、プルーン）
酢、マヨネーズ	塩、味噌、醤油
白身の魚、肉の脂身	赤身の肉（牛肉、豚肉、レバー）や魚
	魚介類
	（エビ、カニ、イカ、タコ、ナマコ、ウニ、貝）
	卵
	魚卵（タラコ、数の子）

図表11：陰性食物が陽性食物に変わる例

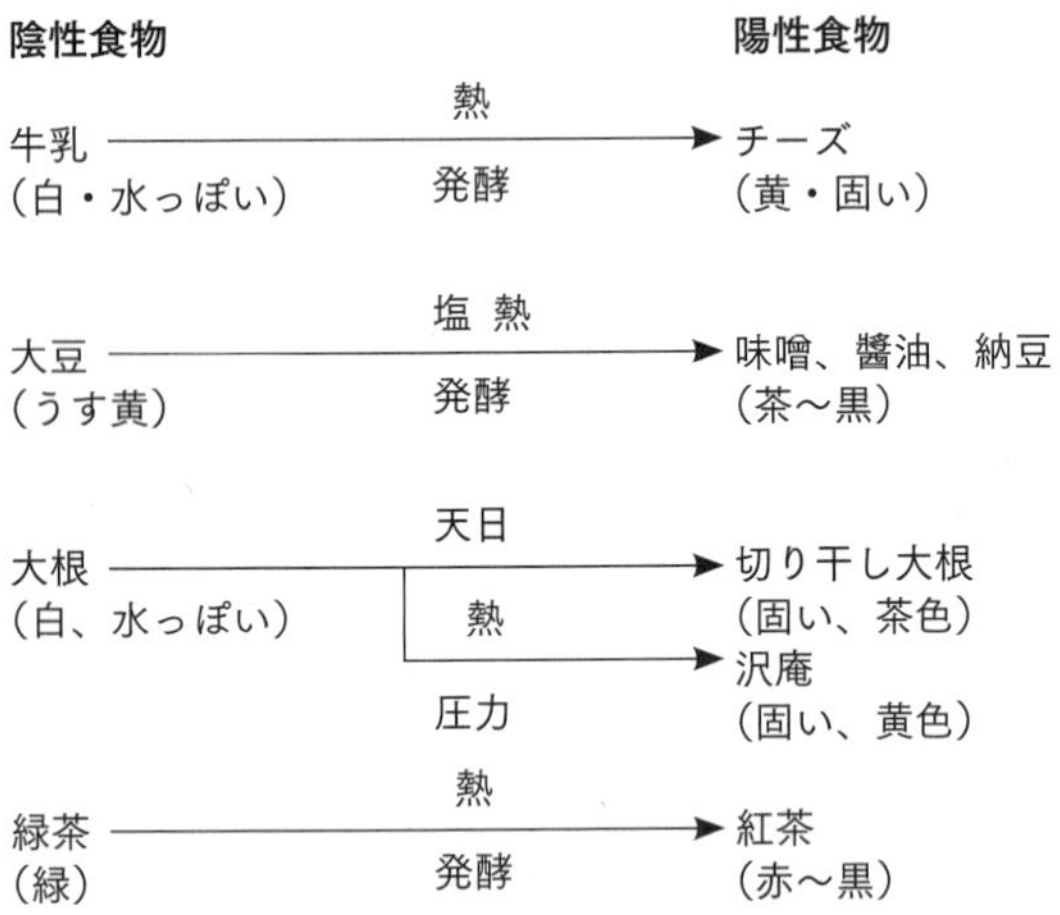

に関係しているのだ。

1日の平均体温は午前10時頃の体温で、この時の脇の下の体温が36・5℃以上になるよう努力する必要がある。すると、自ずと「健康」はついてくるし、性力も強くなる。なお、口腔内、直腸内の体温は脇の下より約0・5℃高い。

「空腹」の時間が性力を強くする

屋久島を旅行した折、「屋久島の杉（屋久杉）は、3000年もの樹齢がある……」という話をあちこちで耳にした。

そこで、「なぜ、そんなに、屋久杉は〝長寿〟なのですか」と、ある人に尋ねたところ、「屋久島全体が花崗岩《かこうがん》でおおわれているので、土壌がやせている。つまり、屋久島の土の栄養分が少なく、樹木は低栄養状態で育つので、かえって、生命力が強くなる……」という答えが返ってきた。

日本をはじめ文明国は、栄養過剰、飽食の状態にある。その証拠に、高脂血症、高血糖（糖尿病）、高尿酸血症（痛風）、高体重など「高」のつく、明らかな食べすぎ病で、多くの人がもがき苦しんでいる。心臓病（狭心症、心筋梗塞）、高血圧、ガン、免疫力の低下……等々も、「食べすぎ病」の一面をもっているのは、欧米の栄養学や疫学での実験や研究で証明されている。

不妊症、セックスレス……などもある面「食べすぎ病」である。

1948（昭和23）年生まれの私は、いわゆる団塊の世代（1947～1949）である。

この時、日本は第二次世界大戦に負け、戦地から生命からがら日本に引きあげてきた人たちや内地にいた人たちにとって、米の飯など夢のまた夢で、芋や野草をお粥《かゆ》にして食べるほど食糧事情が悪かった。日本人のほとんどがひもじさ（空腹）を余儀なくされていた。

にもかかわらず、爆発的なベビー・ブームが到来した。今でも、東南アジアやアフリカなど、食糧の乏しい発展途上国は、子供がたくさんいる。「貧乏人の子だくさん」ともいう。

人間も動物も、食糧が乏しく、自分の生命の存続が危うい時は、次の生命だけは残しておこうとする本能が働き、生殖力が増強されるようだ。

一匹の雄が、数十匹の雌を従えているオットセイの雄は、生殖期間中は、ほとんど何も口にせず、雌との交尾に励む、という。食べない方が、生殖力が旺盛になることを本能的に知っているのだ。

逆に、食べすぎて栄養過剰の生命体（人間）の本能は、この食いしん坊の人間から子供が生まれた場合、同様に食いしん坊になり、そうすると食糧がなくなってしまう……というような判断をするため、生殖力が落ちるのではなかろうか。

肥満している女性の不妊率が高いのも、太っている男に「男性不妊」の人が多いのも納得できるというものだ。

ライオンは空腹になると知恵を働かせて風下の草むらに隠れて草食動物を狙う。少しずつ忍び寄って、狩りを成功させることができる距離までくると猛スピードで走って、獲物を仕留める。しかし、その獲物を食べた後は、ゴロンと横になり、草食動物が近くを通っても見向きもしない。因みに、ライオンは5～6回の狩りをして、1回くらいしか成功しないので、食事にありつけるのは、3日に一度くらいだという。空腹の時間が長いのだ。

人間の歴史も、ある面「空腹の歴史」であった。干ばつ、山火事、洪水、地震……などの天変地異のために食糧がなくなることの連続であった。

空腹になると、胃からグレリンというホルモンが分泌され、脳の海馬（記憶中枢）周辺の血行がよくなり頭脳が冴《さ》える。その結果、狩りや農耕を工夫し、種々の道具を考案し、今日の文化・文明を築くことができた、と言っても過言ではない。エジソンが蓄音機を発明した時、222時間、水以外ほとんど口にせず、不眠、不休で頑張った、という。

日本人を含め、文明人は、運動や肉体労働も十分に行わず、3食を食べ、獲物を食い終わったライオンよろしく、体も心もだらりとした状態になっている。

よって、**健康を増進し、病気を防ぎ、性力を強くするには、毎食の食事の量を少なくするか、1日1食を抜き、空腹の時間を作る必要がある。**

2000年に、米国のマサチューセッツ工科大学のレオナルド・ガレンテ教授が、**人間も動物も飢餓（空腹）にあると、細胞内のsirtuin《サーチュイン》遺伝子（別**

名・長寿遺伝子）が活性化し、また活性酸素を除去して、病気の予防・治癒・長生きに大いなる力を発揮する、との研究結果を発表した。

よって、朝から食欲のない人は「食べない」または「お茶に梅干し」程度にする。食欲のある人でも、病名のつくような持病（高血圧、心臓病、糖尿病、痛風、脂肪肝、ガン……）もちの人は、先にも述べた人参2本、リンゴ1個をジューサーにかけて作る生ジュースか、紅茶に自分が一番旨いと感じる量のすりおろし生姜（生姜の粉でも可）と黒糖（またはハチミツ）を入れて飲むとよい。

この生ジュース、生姜紅茶で水分とビタミン、ミネラル、糖分が補える。人間60兆個の細胞のエネルギー源は「糖」であるから、糖を補っている限り、午前中の活動に支障は起こらない。

朝食を軽くして「空腹」の時間を作って、「sirtuin《サーチユイン》遺伝子」と「グレリン」を働かせ、昼食は、そば（できればとろろそばに七味唐辛子、ネギ、すりおろし生姜をふりかける：強壮・強精作用が強力）や具沢山のうどん（七味、ネギ、すりおろし生姜をかける）、ペペロンチーノや魚介のパスタにタバスコをかける……など、やや軽目にする。すると満腹になりすぎて午後に眠気やだるさが襲ってくることはない。

朝食、昼食を軽くすませば、夕食は、アルコールも含めて、何でもよいというのが、私がこの20年間、唱えてきた「石原式基本食」である。

これを実行した人々から「血圧が下がった」「6カ月で、体重が10kg減った」「性力が強くなった」「糖尿病が改善した」「よく眠れるようになった」「心不全が改善した」……等々、たくさんのお便り、ご報告をいただいている。

男の体が甦る「石原式基本食」

朝食：食欲のない人は食べない
　またはお茶に梅干し」
　または「生姜紅茶（黒糖、ハチミツ入り）」1〜2杯
　または人参・リンゴジュース　2〜3杯
　または「生姜紅茶」1〜2杯に「人参・リンゴジュース」1〜2杯

昼食：とろろそばまたは具沢山のうどん
（七味唐辛子、ネギ、すりおろし生姜を存分に加える）
　または、ペペロンチーノや魚介のパスタ（タバスコをしっかり加える）

夕食：アルコールを含めて、何でも可

※(1)途中で空腹を感じたら、アメ、チョコレート、黒糖（ハチミツ）入りの（生姜）紅茶で糖分を補うと空腹感はなくなる。

※(2)経口糖尿病薬やインスリン注射で、糖尿病の治療をしている人は、主治医に相談すること。朝食を食べないで、薬の服用や注射を打つと、低血糖発作が起きて危険である。

第四章

男の自信が甦る心のもち方

男には誰かを「守る」という本能が刻まれている

「男」の文字が「田」に「力」でできていることを見ても、男は、田（畑）を耕し、狩りをして得た収穫物や獲物を、家で待っている家族にもち帰る（今では、お金がその役をしているが）。すると、女（妻、姉妹）、子供たちは、その収穫を称賛し、男（夫や父や兄弟）をほめそやす。

そのことで、男は気分がよくなり、次の狩り（または農耕）をするというnature《ネイチャー》（性向、性癖）が、人間の男の遺伝子には染みついている。

つまり、男は、妻子を養い、守る、という役目でこの世に生きている。こうした役目を果たし、その結果を称賛された時に、男は、精神的にも「男」を感じ、恐らくテストステロンの分泌もよくなり、ますます男らしくなっていく、と考えられる。

英語で、「父」は「father」であるが、ラテン語やギリシャ語では

「pater」という。英語でも父方の祖母は「paternal grandmother」と表現するので、英語の中でも「pater」は「父」を意味することがわかる。

「pa—」には「守護する」「庇護する」など「守る」という意味があり、その中には「模範を示す」という意味も含まれる。

よってpatron（後援者、保護者）、patrol（パトロール＝巡視）、patent（特許＝発明者の技術を守る）の「pa—」には「守る」の意味があり、pattern（手本、模範）の「pa—」は、「模範を示す」の意味となる。

こう考えると、**男は「愛する妻子（または恋人、パートナー）」を「養い」、家族、地域、社会、国家を「守る」ことで、「男らしさ」が発揮される**、と考えてよい。

こうした「守る」行為（仕事に打ち込んでいる姿も含む）を遂行している男の姿は輝き、恐らく、テストステロンも多く分泌され、女性は、信頼と愛情を寄せる。

一頃、「成田離婚」という言葉が流行した。

夫が、海外の「ホテルでチェックインをスムーズに行えなかった」「レストランでの注文もろくにできなかった」「タクシーに乗っても、行き先すら告げられなかった」……等々、「自分（妻）を守れない」夫を目にした時、妻は離婚を決意する、という。

女が男に求める「優しさ」に注意！

女性が結婚相手に求める条件が「３Ｋ」（高学歴、高収入、高身長）であったのは、今は昔の話。今や「３Ｃ」つまり、
Comfortable……一緒にいて快適
Communicative……お互いによく話し合い、理解し合える
Cooperative……家事に協力的

であるという。しかし、この「3C」の暗黙の前提条件として、女性は、相手の男性に「優しさ」を求める。しかし、この「優しさ」は曲者《くせもの》である。「とても優しい人」だったので、結婚したが、「優しさ」＝「優柔不断」＝「頼りがいがない」＝「問題の決断を自分（女性）がしないといけない」ことを一緒に生活している間に気付き、女性の方から離婚を言い出す、ということが少なくない。

もともと類人猿・原始時代は、女性は1つのファミリー（群れ）の中にいて、そのファミリーのボスに守られて生活していた。よって、女性の遺伝子、深層心理の中には、「強い男に守られたい」「強い男性に征服されたい」という意識がある。

女性を守るべき男性が、ただ、軟弱な優しさだけしかもっていず、何の指示や決断もしてくれなければ、女性は不安になり、他の男性のもとに走ったり、「離婚」「別れ」になったりするのは当たり前である。

女性が好む「優しさ」とは、本人たちの顕在《けん》意識の上にはなくても、「時には厳しく、そして強くリーダーシップを発揮できる力をもった優しさ」なのである。

「黙って俺のいうことを聞いて、俺のいう通りにしろ。その代わり、責任は全部俺がとる」というような昔ながらの男の生き方を、女性は潜《せん》在意識下で求めているのかもしれない。

こうした男らしい男の精神性・行動を起こさせる原動力はやはり「テストステロン」である。

「女」に好かれなければ「男」は甦らない

男性が面子《めんつ》を保ち、妻（または恋人、パートナー）や家族、地域や社会のために守り役になるためには、まず、恋人や妻（パートナー）など、女性に好かれなければならない。女性が、嫌いな男をおだてて面子をたててあげるようなことをするはずがないからだ。

女性に好かれるには、女性の気持ちや言うことに共感する必要がある。

女性は原始時代から群れの中で生き、男たちが狩りでもち帰ってくる獲物を、群れの仲間（主に女、子供、老人）と待つという生活をしてきた。よって、周りにいる人々と同じ思い（sympathy《シンパシー》）を共有し、仲間であることを実感することで、幸せだと感じる。

女性の悩み事や愚痴を聞いていると、その内容たるや理路整然としていることは滅多になく、多分に情緒的・感情的であることが多い。とにかく、相づちを打って、長い時間聞いてあげると、何の結論も出なかったとしても、すっかり明るく元気になることが少なくない。

『昼下りの情事』『誰が為に鐘は鳴る』『摩天楼』……などの名画の数々に出演し、「King of Hollywood《キング オブ ハリウッド》」（ハリウッドの王）とよばれた、ゲーリー・クーパー（1901〜1961）は、多くの女性に愛され、イングリッド・バーグマン、グレース・ケリー、パトリシア・ニールなどの美人女優とも浮名を流した。クーパーの容貌の美しさももちろんあったであろうが、女性にもてた最大の理由はその会話力にあったという。会話といっても「まさか」「本当かい」「そんな話、初耳だよ」などと言って女性の話に興味を示し、相づちを打つ、つまり共感することに長《た》けていたのだった。

とかく、会社人間である男は「結論は？」「それで？」と問題の解決をしたがる性癖をもっている。女性の話は、問題を解決する必要のないことの方が多い。**ただ、ひたすらに、相づちを打ち、共感しながら、聞いてあげることだ。**

その結果、女性に好かれると「男らしい気持ち」や「テストステロン」が湧き出てきて、益々、心身ともに男らしくなれるに違いない。

互いの心と体の健康を増進させるセックス

セックスに限らず、キスするだけでも、ドーパミンやβ-エンドルフィンなどの脳内快楽物質やオキシトシン（別名、愛情ホルモン）の分泌が高まり、楽しく、幸せになるし、女性の偏頭痛やうつが治ることもある、という。

よって、セックスをする前に、念入りなキスが必要。

また、前戯の時、女性の乳房を念入りにマッサージしたり、乳首を吸ってあげることも大切だ。そうすることで授乳の時、赤ん坊が乳首を吸うことで大量分泌される「オキシトシン」が分泌されるからだ。「オキシトシン」は別名、愛情ホルモンといわれ、女性は男性に対して、強い愛情と深い信頼を抱くようになる。

また、避妊が必要でない時には、コンドームは使わない方がよい。

アメリカのニューヨーク州立大学のギャラップ博士らが、293人の女子学生に聞きとり調査をしたところ、「コンドームなしでセックスする女性は、使う女性や、セックスをしない女性に比べて、うつになりにくい傾向があった」という。

男の精液の中には、テストステロン、エストロゲンなどの性ホルモンの他に、先に述べたオキシトシンや抗うつ的に働く「セロトニン」が含まれている。膣壁を走っている血管に吸収されたこうしたホルモン類は、血液に乗って脳に達し、前向きで、幸せな気持ちを醸し出す、という。男性はセックスによる射精により睾丸でのテストステロンの産生・分泌が促される。

よって、**セックスは、女を女らしく、男を男らしくさせ、お互いの信頼と愛情を高めるために極めて大切なツールになるわけだ。**

セックスはこのように精神面の健康に寄与するだけでなく、肉体面の健康増進にも役立つ。

英国ブリストル大学のS・エイブラハム教授は、第4回世界脳卒中会議（2000年、メルボルン）で、「セックスが循環器系の病気を予防する」と発表した。

英国ウェールズのケアフィリの健康な男子2400人を10年間、追跡調査したところ、「週3回以上セックスに励んでいる人は、それ以下の人より心臓発作や脳卒中を起こす危険性が半減する」ことがわかった、とのこと。それは「セックスが立派な運動（sexercise）であるから」という。

スコットランドのロイヤル・エディンバラ病院のデービス・ウィーク博士は、20歳から104歳までの欧米人男女3500人の夫婦を、10年間経過観察したところ「週3回セックスする夫婦は、心身の機能のバランスがとれ、実年齢より10歳若く見える」ことがわかった、と発表した。その理由として、「女性はオーガズムで新陳代謝が活発になる」「男は、同じくテストステロンの分泌が促され、筋肉が強化される」ことを挙げている。

週2回以上セックスする男は、それより少ない男に比べて、死亡のリスクが50％低い、という研究結果もある。

ただ、セックス・パートナーがいない人は、オナニーすることで、「セックス力＝健康力」の維持ができる、という。オナニーをすることで、脳の性中枢を刺激することができること、もう1つは、ペニスへの血流を確保できることのメリットがある。

どんな臓器も血液が栄養や酸素を運んでくることによって、その働きを遂行している。バイアグラが、ペニスの海綿体の血管を拡張して血流をよくすることで勃起を促進することを考えても、セックス力を維持するには、ペニスの海綿体への血流を定期的に促してやる必要がある。

「朝立ち」のない人は、心筋梗塞、脳卒中に注意

セックスをしなくても、セックス力を維持できているかは「朝立ち」の有無で判断できる。

「朝立ちは　小便までの生命かな」

という川柳があるが、朝立ちには深い意味がある。

夜間の睡眠はREM《レム》（Rapid Eye Movement＝目の玉が動いている浅い）睡眠と、non-REM《ノンレム》（深い）睡眠が約90分の周期で交互に現われている。

レム睡眠時は、副交感神経の刺激により、内臓の1つであるペニスが反応して勃起が促される。

つまり、若い男性は合計で睡眠時間の40・5％、加齢とともに減少して60歳では睡眠時間の約20％勃起している。勃起時間の減少の原因は男性ホルモン（テストステロン）の分泌量の低下だ。

テストステロンの分泌が低下すると、

①NO（一酸化窒素）の産生能力を低下させ、血管を拡張する能力が落ちる。

②コレステロールの代謝障害を来たし、動脈硬化が進展する。

これらのことにより、血管障害（血栓）を起こしやすくなる。

血管障害は細い血管から進行するとされるが、体の中で一番細い血管はペニスの中を走る血管で直径1～2㎜、次が心臓の冠動脈＝3～4㎜、次が脳動脈＝5～8㎜だ。

ペニスの血管の血流障害で勃起障害が起こると、心臓（冠動脈）や脳の血

管の血流障害が続いて起こり、心筋梗塞や脳梗塞で倒れる可能性が高くなる、というわけだ。

第五章

男の体と心の病気を防ぐ・治す

動脈硬化

「人は血管とともに老いる」（オスラー博士）のであるから、心身の健康を保つためには、血管を若々しく、保つ必要がある。

血管が硬く細くなって、全身に十分な栄養や酸素が運べないと老化が進み、病気も起こってくる。動脈硬化は、狭心症、高血圧などの循環器疾患の下地でもある。

狭心症のところで話をするが、体内の動脈硬化が進んでくると、**まず耳たぶの動脈硬化がいち早く顕在化し、シワとなる。また、角膜のまわりを環状に取りまく白色の輪は老人輪とよばれ、動脈硬化とほぼ併行して起こることがわかっている。**

宇宙の物質はすべて「冷えると硬くなる」ことを考えると、動脈硬化の最大の原因は「冷え」とも考えられる。

と。

〈予防・治療法〉＊以下、1つでも2つでも実行できるものを励行すること。

①ウォーキング、「3分運動（74～87ページ参照）」の他、日頃テニスや水泳などの運動の習慣のある人は、そうした運動を継続する。

②入浴、温泉浴、サウナ浴などで、体を温める。

③次の生ジュースを1日2～3回に分けて飲む（ただし、朝食代わりにして1日1回の飲用も可）。

人参　2本（約400g）↓　240cc

リンゴ　1個（約250g）↓　200cc

セロリ（パイナップル、レモン）100g↓　70cc

合計　510cc（コップ3杯弱）

セロリには、体内で沈着した物質を溶かす有機のナトリウムが含まれ、パイナップルには、動脈壁にくっついているタンパク質を溶かす作用がある。レモンのビタミンCやPは動脈内壁が傷つき、動脈硬化の発症要因となるのを防ぐ他、動脈壁の柔軟性を保つ。

④魚や魚介類（エビ、カニ、イカ、タコ、貝など）を存分に食べる。魚油のEPAやDHAは、善玉のHDLコレステロールを増加させ、魚介類のタウリンは血液をサラサラにすることにより、動脈硬化を防ぐ。

⑤ニラ、ニンニク、ネギ、玉ネギに含まれる硫化アリルは動脈壁にくっついている悪玉コレステロールを貪食するマクロファージの働きを促進するので、動脈硬化の予防・改善に奏効する。

高血圧

高血圧とは、上（収縮期）の血圧が140㎜Hg、下（拡張期）の血圧が90㎜Hg以上をいう。眼瞼《がんけん》の充血、赤ら顔などが特徴として挙げられるが、その原因は以下の通りである。

①**塩分のとりすぎ**……塩分の摂取過剰により、血液中の塩分も増加する。塩は吸湿性があり、水分を引き寄せるので、血液中の水分が多くなり、その結果、血液量も増加するため、血液を押し出す心臓の力（血圧）が増大する。

②**動脈硬化**……脂肪、コレステロール、尿酸などの余剰物、老廃物が動脈の内壁に沈着して動脈硬化を起こし、動脈が狭くなると、心臓はいつも通りの血液を送り出すために、より強い力を加えるので血圧が上昇する。

③**下半身の筋力、筋肉の減少**……若い時は脚、腰、尻の筋力が発達し、筋肉細胞の周りの毛細血管も増生して、下半身に血液が多量にプールされ、「頭寒足熱」の健康状態を保っている。しかし年齢とともに、尻や太ももの筋肉が削げ落ち、毛細血管の数が減少していくと、下半身の血液が上半身に集まってくる。その結果、上腕で計る血圧は上昇する。

④**水分のとりすぎ**……水分をとりすぎると血液中の水分が多くなり、循環血液量が多くなって、①と同じ理由で血圧が上昇する。最近、明け方の3時

～6時に血圧が上昇し始め、午前中血圧が高く、午後に下がっていくという「早朝高血圧」の人が増えている。ふつう血圧は午前中低くて、日中活動するとともに上昇するというのが、これまでの常識だった。

早朝高血圧は、冷え（体温・気温とも午前3時～5時が最低）や水分のとりすぎが原因である。雨にぬれると体が冷えるように、水分は体を冷やすからだ。

〈予防・治療法〉＊以下、1つでも2つでも実行できるものを励行すること。

①「3分運動（74～87ページ参照）」やウォーキングやスクワット運動を励行し、下半身の筋肉を鍛えて毛細血管を増やし、上半身の血液を下半身に下ろす。

②肉、卵、牛乳、バター、マヨネーズなど動脈硬化を促す食品は控え、血圧を低下させるＥＰＡを含む魚やタウリン（アミノ酸）を含むエビ、カニ、

イカ、タコ、カキ、貝などの魚介類をしっかり食べる。
③次の生ジュースを1日2～3回に分けて飲む（ただし、朝食抜きの場合は朝食代わりにして、1日1回の飲用も可）。
人参　2本（約400g）↓240cc
リンゴ　1個（約250g）↓200cc
キュウリ　1本（約100g）↓80cc
合計　520cc（コップ3杯弱）
キュウリには、カリウムやイソクエルシトリンなど強力な利尿作用をもつ成分が含まれ、余分な水分と塩分を排出する。
④海藻、豆、コンニャクなど食物繊維の多い食物を存分にとり、腸内のコレステロール、脂肪を大便で捨て、血中の脂肪を減らす。
⑤アルコールは、動脈硬化予防のHDLコレステロールを増やすので、日本酒なら2合、ビールなら大びん2本、ワインならグラス2～3杯、焼酎なら湯割り2～3杯、ウイスキーならダブルで3杯などの適酒を心がけて飲

むとよい。

脳卒中

脳卒中の下地には、高血圧が存在することが多いが、全くの正常血圧の人に発症することも多々ある。脳には、血液・脳関門（BBB＝Blood Brain Barrier）という関所があり、有害な物質は通さないようになっている。脳腫瘍の時に抗ガン剤を、また、脳炎の時に抗生物質を注射しても、なかなか脳に到達せず効果が薄いのは、そのせいである。

その大切な脳で脳卒中が起こるのは、なぜだろうか。

脳出血や脳梗塞のことを脳溢血《のういっけつ》ということがある。文字通り、「脳に血が溢れる」状態である。高血圧のところで少し触れたが、**下半身の筋肉が削げ、毛細血管の数が減少して、そこにプールされていた血液が上半身に移動せざるを得なくなった状態が高血圧で、それが極まった状態、つまり、脳に**

血液が上昇して溢れた状態を脳溢血と考えてよいだろう。脳卒中も「尻欠ける」病なのである。

〈予防・治療法〉＊以下、1つでも2つでも実行できるものを励行すること。

①日頃から「3分運動（74～87ページ参照）」、ウォーキング、スクワットなどで下半身の筋肉と毛細血管を増やす。

②全身浴の後の半身浴や、足浴を励行し、下半身の血流をよくする。

③血栓を防ぐEPAを含む魚類、タウリンを含む魚介類やナットウキナーゼを含む納豆をしっかり食べる。

④適酒は、血栓を溶かすウロキナーゼの産生を促すので、飲める人は適酒を心がける（日本酒なら2合、ビールなら大びん2本、ワインならグラス2～3杯、ウイスキーならダブル3杯、焼酎なら湯割り2～3杯）。

⑤次の生ジュースを1日2～3回に分けて飲む（ただし、朝食抜きの場合は

朝食代わりにして、1日1回の飲用でも可)。

人参　2本(約400g)　　↓　240cc

リンゴ　1個(約250g)　↓　200cc

セロリ(またはパイナップル)100g↓　70cc

合計　510cc(コップ3杯弱)

セロリは、「固まり」を溶かす有機のナトリウムや血栓を溶かすピラジンを含む。

パイナップルに含まれるブロメリンは、血液を固める役目をするフィブリン(タンパク質)を溶かして血栓を防ぐ。

狭心症・心筋梗塞

狭心症は、心臓の筋肉に栄養や酸素を送る冠動脈が、動脈硬化やストレスなどによって狭くなり、一時的に血行が悪くなるため、胸の中央の胸骨あたりに痛みが生じる病気である。

痛みは、胸骨を上中下の3つに分けると、上3分の1と中3分の1に起きることが多い。「しめつけるような」「押さえつけられるような」痛みに襲われ、窒息感を伴うこともあるが、安静にすると数分で消失することが多い。

心筋梗塞は、心筋に栄養を送っている冠動脈に血栓が生じ、そこより先の心筋が壊死《えし》を起こす状態で、いわゆる急性心不全に陥り、最初の発作で約3分の1が絶命する。その発作は安静時や睡眠中など、血流が悪くなった時に起こりやすく、「引き裂くような」「燃えるような」激痛が胸骨あたりに走り、患者は死にそうな恐怖感に襲われ、胸のあたりをかきむしるような動作をすることがよくある。痛みは、左肩や左上肢におよぶこともある。

耳と心臓は形も似ており、発生学的にも近い存在とされているが、シカゴ大学医学部のウィリアム・J・エリオット助教授の「耳たぶと心臓病」に関する研究は面白い。54歳から72歳までの108人を8年間調査したところ、**「耳たぶにシワのある人」が心臓発作などの心臓疾患で死亡した件数は「シ**

ワのない人」の3倍にもなることがわかった。

耳たぶには動脈の毛細血管が多く存在し、また、脂肪もたくさんある。体内の動脈硬化が進んでくると、併行して、耳たぶの動脈も硬化して、耳たぶ内の血流が減少する。すると耳たぶ内の脂肪も栄養不足により萎縮するので、シワとなるのである。

35歳くらいから現われてくるとされる耳たぶのシワであるが、シワが目立つ人は、動脈硬化、狭心症、心筋梗塞の予兆と考え、発作が起こる前に予防策を講じる必要がある。

〈予防・治療法〉＊以下、1つでも2つでも実行できるものを励行すること。

①「1日1万2500歩以上歩く人には、狭心症・心筋梗塞は起きない」という研究がある。歩くと、動脈硬化予防のＨＤＬコレステロールや血栓溶解酵素の産生が増えて、狭心症・心筋梗塞を防げる。

「3分運動（74〜87ページ参照）」を毎日励行する。

②肉、卵、牛乳、バター、マヨネーズなど、動脈硬化や血栓を促進する高脂肪食品は控え、EPAやタウリンなど、抗脂血・抗血栓作用のある成分を含む魚や魚介類（エビ、カニ、イカ、タコ、貝、カキなど）をしっかり食べる。

③日本酒なら2合、ビールなら大びん2本、ワインならグラス2〜3杯、ウイスキーならダブルで3杯、焼酎の湯割りなら2〜3杯等々の適酒をすると、HDLコレステロールが増加する他、血栓を溶かすウロキナーゼの産生を促す。

④ニラ、ニンニク、ネギ、玉ネギ、ラッキョウなどのアリウム属の野菜は、血管を拡張し血流をよくするので、積極的にとる。

⑤セロリには、血栓を溶かすピラジンが含まれているので、人参・リンゴジュースを作る時は、セロリも50〜100g加える。

糖尿病

糖尿病の患者さんには、上半身は太っているのに下半身が妙に細いという特徴がある。**糖尿病の症状は、足のしびれ、むくみ、インポテンツ、腎症というように、下半身に病状が集中している腎虚《じんきょ》の状態である。**下半身の筋肉が少なくなると、筋肉が消費する糖が少なくなり血糖が燃え残り、高血糖になる。よって、下半身の筋肉の弱りこそが、糖尿病の原因と考えてもよかろう。

一般的には、すい臓のβ細胞から分泌されるインスリンの不足によって起きる病気とされている。インスリンが不足すると、血液中の糖分が体内の細胞で利用されずに残り（高血糖）、そのために血糖を少しでも薄めようという反応が生じて喉が渇き、水をたくさん飲む。その結果、多尿になり、尿とともに糖を排泄するので糖尿病といわれる。

糖が血液中に過分に存在するのに、肝心の細胞に利用されない（インスリンは血糖を細胞に送り込むポンプのような働きをする）のだから、全身がだるくなる。

また、糖分は、バイ菌の大好物だから、体内でバイ菌が増殖しやすくなり、肺炎、結核、膀胱炎、皮膚炎（かゆみ）にもかかりやすくなる。また、高血糖は、白血球の力、つまり、免疫力を低下させ、ありとあらゆる病気にかかりやすくなる。

高血糖状態が続くと、目の網膜の血管、腎臓の血管、神経を養っている血管の内壁が侵されて血管がボロボロになり、網膜症→失明、糖尿病性腎症→腎不全→透析、知覚の異常や運動麻痺が起きやすくなる。今、日本の失明している方の約半分が、また透析を受けている方の約半分が、糖尿病を原因としている。また、糖尿病の人が心筋梗塞の発作を起こしても、独特の激しい胸痛がなく、手遅れになることもある。

〈予防・治療法〉＊以下、1つでも2つでも実行できるものを励行すること。

①筋肉を動かすと、筋肉細胞に含まれる酵素（GLUT－4）が血糖の筋肉への取り込みを強力に促進してくれるので、「3分運動（74〜87ページ参照）」、ウォーキング、スクワットをはじめ、筋肉運動を励行する。

②海藻、コンニャク、玄米など食物繊維の多いものを存分に食べ、腸から血液への余分な糖分の吸収を妨げる。

③カキをはじめ、エビ、カニ、イカ、タコ、貝などの魚介類や生姜など、インスリンの成分となる亜鉛を多く含む食物を多食する。

④ニラ、ニンニク、ネギ、玉ネギ、ラッキョウなどアリウム属の野菜には、グルコキニンという血糖降下物質が含まれているので、大いに利用する。

⑤次の生ジュースを飲むか、ジュースとして飲みにくいなら、玉ネギ、ワカメ、大根をスライスしてサラダを作り、醬油味ドレッシングで食べる。

人参　２本（約４００g）→２４０cc
リンゴ　半分（約１５０g）→１２０cc
玉ネギ　50g→30cc
合計　３９０cc（コップ２杯強）

⑥糖尿病にも効く八味地黄丸《はちみじおうがん》の主成分の山芋は血糖降下作用があるので、とろろそば、麦とろなどで常食する。そばには、血糖降下作用の強力なバナジウムも含まれる。

肝炎・脂肪肝

肝炎ウイルスには、A型（急性流行性肝炎）、B型（血清肝炎）、C型（一番多く、大半の肝硬変、肝臓ガンの原因）の他、G型まで7種類のウイルスが見つかっている。他に、アルコール性肝炎や薬物性肝炎などがある。

肝臓は、血液や体内に発生した有害物の解毒器官であるため、過食や肉食過剰により、腸内に猛毒物質が生じると、その解毒に追いやられ、肝臓が傷めつけられ、ウイルスやアルコールや薬剤によって肝炎を発症しやすくなる。同様に、便秘をすると腸内に有毒物が発生し、肝臓を傷める要因になる。

このように、肝炎ウイルスは肝炎を起こす引き金にすぎず、**肝炎の本当の原因は過食や肉食過剰、便秘などによる腸内の汚れ（腐敗）ということになる。**

肝臓の力の低下は、顔や腕などの褐色の色素沈着（シミ）などとしても表われるが、慢性肝機能障害では、クモ状血管腫（顔や胸部に現われるクモの脚のような赤色の枝）、手掌紅斑《しゅしょうこうはん》（手のひらが赤い）、女性乳房（男性の胸が女性の乳房のように膨らむ状態）、睾丸の萎縮、黄疸《おうだん》などが発生してくる。

なお、正常の肝臓に約3％含まれている脂肪（中性脂肪）が、10％を超えると脂肪肝と診断される。原因は、飲酒過多、糖尿病、薬剤、飢餓などであるが、一番多いのは過栄養性脂肪肝で、放置すると肝炎と同様の症状を呈する。

対策は「肝炎」に準じるが、汗をかくような運動や、減量を心がけることがとくに大切である。

〈予防・治療法〉＊以下、1つでも2つでも実行できるものを励行すること。
①過食、とくにアミン、アンモニア、スカトールなどの猛毒を作る恐れのある肉の過食を控える。
②エビ、カニ、イカ、タコ、シジミ、アサリなどの魚介類は、利胆（胆汁の流れをよくする）作用と強肝作用を有するタウリンを含むので、積極的に食べる。
③次の生ジュースを1日2〜3回に分けて飲む（ただし、朝食抜きの場合は朝食代わりに1日1回の飲用でも可）。
人参　２本（約４００g）↓　２４０cc

リンゴ　１個（約２５０g）↓２００cc
キャベツ　１００g　↓70cc
合計　５１０cc（コップ３杯弱）

人参はイオウ、塩素、リンなど胃腸、肝臓を浄化するミネラルを、キャベツは、強肝・解毒作用に優れたビタミンUを含む。

④右上腹部からみぞ落ちにかけて1日1～2回生姜湿布をして、肝臓への血行をよくする。

体を温める〝お手当て〟の生姜湿布

用意するもの

ひね生姜…１５０g、水…２ℓ、木綿の袋、厚めのタオル…２枚、ビニール

やり方

①生姜約１５０gをおろし金ですりおろす。生姜は新しいものでなく、ひね

生姜がよい。
②おろした生姜を木綿の袋に入れて上部をひもでくくる。木綿のハンカチなどにくるんで輪ゴムで留めてもよい。
③水2ℓを入れた鍋に②を入れて、火で熱し沸騰寸前で止める。
④鍋の生姜湯が冷めないようにとろ火で温め続ける。
⑤④にタオルをひたし、軽くしぼる。
⑥やや熱めの⑤を患部に当てる。その上にビニールをかぶせ、さらにその上に乾いたタオルを置くと効果的。

うつ・自律神経失調症・不眠症などの精神の不調

ニューヨークの私立病院で、1年365日の統計をとったところ、満月の夜には「発狂する人」「夫婦げんか」「殺傷ざた」「交通事故」が多いことがわかったという。月（光）は太陽の反対で、陰の状態である。「陰湿」「陰うつ」「陰々滅々」などの言葉があるように「陰」はうつ、自律神経失調、自殺、不眠などの精神的不調を惹起する。

うつ病や自殺者はスウェーデン、フィンランド、ハンガリーなどの北欧や、日本では秋田県、新潟県、岩手県、青森県に多いことがわかっている。また、自殺者の90％はうつ病か、うつ状態だといわれている。

季節的には、うつ病は、11月から3月に一番発症しやすいことから、精神的疾患は「冷え」（陰）と大いに関係していることがわかる。**うつ病の人は、体温・気温ともに低い午前中の調子が最悪で、気温・体温ともに上がってくる午後には、調子がよくなる。**

不眠症の人が早朝覚醒するのも、午前3時～5時の、1日で体温・気温が最低の時間帯である。逆に、日光が差し込む暖かい部屋や、暖房の効いた電車の中では眠気が襲ってくるものだ。

よって、端的にいうと、うつ病、自律神経失調症、不眠症などの精神的不調は、人類の平均体温36・5℃に満たない人がかかりやすいといってよい。

〈予防・治療法〉＊以下、1つでも2つでも実行できるものを励行すること。

①「3分運動（74～87ページ参照）」、ウォーキングをはじめとする運動を生活の中に取り入れる。36ページで述べたように、「運動は、最良の非薬理学的な抗うつ療法であり……また、抗不安治療にもなる」（J・マダックス博士）のだから。

太陽光を浴びることによって、抗うつ的に働くセロトニンの分泌がよくなるので、戸外での運動は、より推奨される。

②入浴（とくに生姜風呂、塩風呂）、サウナ、岩盤浴などで、体を温めることも大切。こうした精神的不調を訴える人は、例外なく、36・5℃未満の低体温であるため。

③シソ、生姜は、「気を開く」（うつ気を除く）作用があるため、漢方のう

つ、自律神経失調症、不眠症に効く薬「半夏厚朴湯《はんげこうぼくとう》」の主成分となっている。よって、1日1～3回以上、生姜紅茶か生姜湯（湯のみ茶碗にすりおろし生姜と、ハチミツまたは黒糖を、旨い！と感じる量入れて作る）を愛飲する。すりおろし生姜を味噌汁、煮物、納豆、豆腐、うどん、そば……などに加えて食べるとよい。また1日1～3回、シソの葉加生姜湯を飲む（青ジソの葉2～3枚を火であぶり、葉がパリパリになったら手でもんで、湯のみ茶碗に入れ、これにすりおろし生姜をしぼって10～15滴加え、熱湯を入れて湯のみ茶碗半分くらいにする）。もしくは、約10gのシソの葉をコップ1杯の水で煎じて半量にし、1日3回に分けて温服する。

④次の生ジュースを1日2～3回に分けて飲用する（朝食代わりなら1日1回の飲用でも可）。

人参　2本（約400g）↓　240cc
リンゴ　1個（約250g）↓　200cc
パセリ　50g　↓　30cc

合計　470cc（コップ2杯半）

パセリには、脳細胞の栄養に必要なカルシウム、亜鉛などが多く含まれる他、鎮静作用がある。

肥満

巷《ちまた》では、肥満というと体脂肪率が20％だの30％だのと、「脂肪の量」を気にする人が多い。しかし、体脂肪率は多くても30％台であるが、人体内の水分は60％くらい存在するのだから、体重には、水分の影響もかなり大きい、ということがわかる。よって、「水を飲んでも、お茶を飲んでも太る」という人がいるわけだ。

西洋医学では、「肥満は摂取カロリーが消費エネルギーより多いことが原因。つまり食べすぎである」といとも簡単に決めつけている。しかし、「肥満」とは、「新陳代謝の障害」と言った方が正しい。

新陳代謝をよくするホルモン（サイロキシン）を産生・分泌する甲状腺が働きすぎると、甲状腺機能亢進症《こうじょうせんきのうこうしんしょう》（バセドウ病）が起こる。バセドウ病患者は新陳代謝がよくなりすぎるので、発熱（体温上昇）、発汗、血圧上昇、頻脈、イライラ、下痢、体重減少……などの症状が発現する。もし、治療をしなければ、食べても食べてもやせてきて、最後にburnout syndrome《バーンアウト・シンドローム》（燃えつき症候群）＝（極度のやせ）に陥り、死に至る。

逆に、サイロキシンの分泌が悪くなる甲状腺機能低下症（粘液水腫、橋本病）では、体温が下がる、脈が遅くなる、大小便・汗の排泄が悪くなる……などの代謝の低下が起こり、あまり食べないのにむくんだように太ってくる。

つまり、「肥満」とは甲状腺機能低下症に似た状態で、代謝の低下、ありていに言えば体温の低下により、体内での脂肪の燃焼や、大小便、汗の排泄が悪くなり、体内に脂肪や余分な水分がたまりすぎた状態のことである。

脂肪が多くなると脂肪細胞からは、女性ホルモン様物質が産生・分泌され

るので、テストステロン（男性ホルモン）の作用を減弱させ、性力も低下するし、肉体的にも精神的にも男らしくなくなってくる。

〈予防・治療法〉＊以下、1つでも2つでも実行できるものを励行する。

①「3分運動（74〜87ページ参照）」、ウォーキングをはじめ、テニス、水泳……などを行う習慣のある人は、規則正しく励行し、筋肉に刺激を与える。筋肉が発達すると、基礎代謝も上がり、脂肪の燃焼、大小便・汗の排泄もよくなる。またテストステロンの産生・分泌も多くなる。

②生姜紅茶を1日3杯以上飲むと、体温が上り、代謝がよくなり、脂肪の燃焼・発汗・排尿が促されてやせる。

③アリウム属の野菜（ネギ、ニラ、ニンニク、玉ネギ、ラッキョウ）は、血行をよくして体を温め、発汗・排尿・脂肪の燃焼を促すので、サラダや味噌汁の具にしたり、うどんやそばの薬味としてしっかり利用する。

④青白く、フワーッとした水分の多い食物を多くとると、フワーッとした体

型になる（相似の理論）ので、赤黒く、固くて水分の少ない食物をしっかりとること（図表12参照）。

⑤入浴、温泉、サウナ……などで、体を温めると、発汗、排尿が促される他にも、体温上昇がしばらく続き、代謝がよくなる。

ガン

●西洋医学のガン治療は、ほとんど効果がない

今の日本人は、生涯を終えるまでに2人に1人がガンを患うと統計上予想され、現在3人に1人がガンで死亡している。しかも、若い人たちのガン患者が増加している。

1975年の医師数が約13万人、ガンで亡くなる人も約13万人であった。その後、約40年後の今、医師数は30万人を超え、ガンに関する研究、治療法も長足の進歩を遂げたとされながら、2012年のガン死亡数は36万人を超

図表12：相似の理論からみた 太りやすい食物、やせやすい食物

太りやすい食物（青、白、緑でフワーッとした食物）	やせやすい食物（赤、黒、橙で固い食物）
牛乳	チーズ
うどん	そば
白パン、白米	黒（胚芽）パン、玄米
白ワイン、ビール	赤ワイン、黒ビール、梅酒 日本酒の熱燗、紹興酒
緑茶	紅茶、ウーロン茶、番茶
白砂糖	黒砂糖
洋菓子	和菓子
葉菜（サラダ）	根菜（煮もの、漬け物）
南方産果物（バナナ、パイナップル、メロン、マンゴー、ミカン）	北方産果物（リンゴ、サクランボ、ブドウ）
酢、マヨネーズ	塩、味噌、醤油
大豆、豆乳	小豆、納豆、油あげ、厚あげ
白身脂身の肉・魚	赤身の肉・魚 魚介（エビ、カニ、イカ、タコ、貝、カキ）

える。日本人の死因の断トツ1位に居座り続けている。

ガンに対する三大療法、手術、放射線、化学（抗ガン剤）療法による治療で、ガンが治って元気にしている方もおられるが、それはむしろ例外的で、ほとんどの人が苦しいガン治療を受けながらも、肺炎や大出血などで、断末魔の苦痛を味わいながら亡くなっていく。

つまり**「西洋医学のガン治療は、ほとんど効いていない」ことを医学統計が証明している。**

だからこそ、『患者よ、がんと闘うな』『がん放置療法のすすめ』『医者に殺されない47の心得』（いずれも近藤誠先生著）や『大往生したければ医療とかかわるな』（中村仁一先生著）などの本が、大変に売れるのである。国民が現代医学のガン治療に対して不信感をもっていなければ、こうした本がベストセラーになるはずはない。

西洋医学は、ガンという病気（結果）を手術で取り去る、放射線で焼く、抗ガン剤で抹殺することにのみ腐心しており、なぜガンができるに至ったか、できざるを得なかったかということに対しては全く思いを致さない。

●欧米食の過剰摂取

日本人のガンは１９６０（昭和35）年以前は、胃ガンと子宮頸ガンが圧倒的に多かったが、その後こうした日本型のガンは減少していき、肺ガン、大腸ガン、乳・卵巣・子宮体ガン、前立腺ガン、食道ガン、すい臓ガン……などの、いわゆる欧米型のガンが増加してきた。その大半の原因が食生活の欧米化にある。

１９５５（昭和30）年に比べて、約50年の間に肉、卵、牛乳・乳製品の摂取量が、約15倍、12倍、25倍と著しく増加し、逆に米、芋類の摂取量は、２分の１、10分の１と激減した。

つまり、動物性の高脂肪食が、欧米型ガン激増の背景にある。この事実は、米国で既に証明されていた。

米国の経済が急速に発展する１９１０年代から、牛乳・乳製品の摂取量が増加し、第二次世界大戦による景気浮揚で更に豊かになると、肉・卵の摂取量が増加していった。

逆に、穀類、芋類の摂取が1910年頃から着実に漸減していった。すると1930年まで多かった胃ガン、子宮頸ガンが減少し、逆に、肺、大腸、乳・卵巣・子宮体、前立腺、食道などのガンが増加していったのである。

つまり、**日本人のガン死激増の原因の一翼は、〝欧米食〟の摂取過剰が担っている**のは間違いない。

●体温の低下

ガンが多発する臓器は、大腸、肺、食道、卵巣、子宮などの管腔《かんくう》臓器である。中心部が空になっているので、細胞が少なく、外界とも通じているので体温が低い。乳房も胴体より突出しており、筋肉のない乳腺と脂肪組織だけから成っているため体温が低いので、ガンが多発する。

逆に、心臓、脾臓《ひぞう》、小腸にはまずガンができてこない。体重の200分の1しかない心臓であるが、四六時中動いており、体熱の9分の1を発生して、いつも体温が高い。脾臓は赤血球が集まっており、体温が高い。小腸は管腔臓器ではあるが、消化のため常に動いており、体温が高い。

ガン細胞は35℃で最も活発に増殖し、39・6℃以上になると死滅するとされている。

よって、日本人のガン死激増の背景に、この50年で体温が1℃も下がったことも厳然として存在しているはずだ。

1940年代以降、これまでの欧米の医・栄養学の分野で、過食ネズミは小食ネズミより数倍ガンにかかりやすいという実験結果が多数発表されている。よって、食べすぎも発ガンの大きな要因となる。

こうした諸事実から考えてみると、ガンの予防・対処法は以下のようになる。

〈予防・治療法〉石原式基本食＝1日2食以下を基本に、次のことを1つでも2つでも実行できるものからすること。

①よくかんで（1口30回以上）小食（腹八分できれば腹六分以下）を心がけ、1日2食以下にする。

②主食は玄米か白米に黒ゴマ塩をかけて食べる。

③肉、卵、牛乳、バター、マヨネーズに代表される欧米型の食事は控え、和食中心の食事を心がける。

④血液浄化の第一歩として、海藻、豆類、コンニャク、ゴボウ、タケノコ、玄米……などの食物繊維の多い食物をしっかりとって腸内の大掃除をする。

⑤生姜をすりおろしてタッパーに入れて、冷蔵庫に保存（2〜3日は大丈夫）し、お茶、味噌汁、納豆、豆腐、煮物、そば……等々に加える生姜三味の食生活を心がける。120ページに示したように、生姜はガン細胞の

自殺（アポトーシス）を促すし、抗ガン剤による吐気、気力・体力の低下にも奏効するし、免疫力も上げるのでガン治療中の感染症予防にもなる。

⑥石原式基本食

朝　生姜紅茶と次の生ジュースを飲む。

〈生ジュースの作り方〉
人参2本（約400g）→240cc
リンゴ1個（約250g）→200cc
キャベツ　100g→70cc
合計　510cc（コップ3杯弱）
キャベツのスルフォラファン（イオウ化合物）がガン細胞をやっつけてくれる。またビタミンUが傷ついた細胞を修復してくれる。

昼　とろろそば（七味唐辛子、ネギ、すりおろし生姜をしっかりかける）

夕　玄米（または白米）＋黒ゴマ塩、梅干し1～2個
　海藻入りの味噌汁、大根おろし、ひじきの炒めもの
は必ずとり、他に根菜、豆類、魚介類（エビ、カニ、イカ、タコ、貝、カキ）の料理の中から1～2品選んで食べる。

⑦ガンは熱に弱いので、日常生活で無理しない程度にウォーキング、入浴、サウナ等々を励行し体を温める。

⑧ガンの患部（肺ガンなら胸部と背中）とお腹に1日1～2回生姜湿布を施す。

⑨感謝する、笑う、人のために尽くす、物事の明るい面を見る、希望をもつ、信仰心をもつ、必ず治すんだという強い意志をもつ、などポジティブな気持ちはNK細胞（白血球）の活性を増し、ガンに対する免疫力、治癒力を高める。

これらを是非、実行していただきたいが、ガンは1個のガン細胞が発生

し、徐々に増加して、10億個集まった時に直径0・5㎝、1gの腫瘍になり、内科や外科の臨床医学の最先端の医療器械で、〝早期〟発見される。

しかし、早期発見までにガン細胞1個が発生してから最低10年、長くて30年、平均19年かかる、とされている。よってガンは年季が入っており、そう簡単には御することができない強者、曲者である。

しかし、何しろ2人に1人はガンになるのだから、西洋医学の治療を受ける心得も知っておいた方がよい。

●抗ガン剤や放射線治療にどう対処するか

ガンになった時、手術は仕方ないとしても、悪名高い抗ガン剤や放射線治療にどう対処するかである。

最初に開発された抗ガン剤は第一次世界大戦でドイツ軍が敵兵を殺戮《さつりく》するために使った毒ガス兵器「ナイトロジェンマスタード」である。

現在、数多くの抗ガン剤が存在するが、ガン細胞のみならず正常細胞にも、甚大な傷害を与えるのはナイトロジェンマスタードと同じである。

放射線も、長崎や広島に投下された原爆が多数の人命を奪ったことを思い起こせば、毒以外の何物でもない。

1970年代、米国ミズーリ大学のラッキー教授が「放射線も少量浴びると、免疫力が上がる」と発表し、世界中の学者の論争の的になったが、その後、その理論が正しいと認められた。

「少量の毒は、免疫力を上げる、体力を高める」という効能は「ホルミシス効果」とよばれる。ラドン温泉は放射能であるが「体によい」のは、ホルミシス効果のせいなのである。

よって、放射線も抗ガン剤も「低用量」ならガン細胞を強力に壊滅するが、人体にはダメージが少なく、むしろ免疫力も上がるとして、それをガン治療に応用している医師や医療機関もある。

もし「放射線治療」や「抗ガン剤治療」を受けざるをえなくなった時は、

担当医に「低用量療法」をしてくださるよう、頼んでみるとよい。しかし、ほとんどの医師が、「常用量を使わないと効かない」などと言って、「低用量療法」をしてくれない。

その時はどうするか。

「常用量」を使われても、結果的に「低用量」になるには、自分の体力を高めればよい。体力イコール筋力なので入院（治療）中に病院の庭を歩き回る、階段を昇り降りする、病室内で「3分運動（74〜87ページ参照）」を行うなどで筋肉を鍛えることだ。

●黒ゴマ塩、梅干し、生姜粉末をもち込もう

また病院食として「ガンの原因」となる動物性食物が平気で出される。そうした食物は食べずに**病院内に黒ゴマ塩、梅干し、粉末生姜をもち込み、ご飯にゴマ塩をふんだんにかけて毎食梅干し1個を一緒に食べ、生姜粉末は味噌汁や煮物、お茶にふりかけてとることだ。**

この指示を実行して抗ガン剤治療を受けた48歳の肺ガン患者は1カ月半の間に髪の毛も抜けず、気力、体力も充実したまま、ガン腫のみ完全に消滅させて退院してきた。

その後、「石原式基本食」を実行しているが、3年経った今も、ガンの再発はなく、元気にされている。主治医から「ふつう再発する時期なのに、君は不思議だね」と言われているという。

あとがき——65歳の現在、メタボなし、持病なしの超健康な私

幼少時から、よく発熱し、お腹もこわし、どちらかというと虚弱体質であった私も、小学校の高学年になり、相撲や草野球に興ずるようになると、段々と元気になり、体力もついてきた。しかし、高校に入り、大学受験のための厳しい勉強を強いられるようになると、今度は、下痢に悩まされるようになった。いつもトイレに行きたい感じ、排便しても残っている感じ（しぶり腹）が、試験や旅行などの行事があると悪化する……という状態、今でいう、「過敏性大腸炎」が大学1年まで、約4年間続いた。大学2年の時に、民間医学の西医学について解説してあるパンフレットをたまたま読む機会があり、中に、〝青汁〟が万病に効く……みたいなことが書いてあった。そこで、キャベツとリンゴをジューサーにかけて作る生ジュースを毎朝飲んでみることにした。すると、4年以上も悩んだ下痢が段々よくなり、半年後に

は、完治した。

元気が出てくると、何か運動をやってみたくなり、大学2年生の時に、バーベルを使って体を鍛えるMuscle Club《マッスルクラブ》（Muscle＝筋肉）に入部し、週3回、ベンチ・プレスやスクワットで筋肉を鍛える生活が続いた。入部当初はベンチ・プレス、スクワットともに、30kgを挙上《きょうじょう》するのが、やっとであったが、医学部の6年生になる頃は、ベンチ・プレスで105kg、スクワットで155kg挙上することができるようになった。九州学生パワーリフティング大会の軽量級（58・8kg）で優勝、同じく、ボディ・ビルコンテスト（全階級）でも3位に入賞した。

筋肉がつくと、それまで、引っ込み思案のテレ屋だった性格が一変し、快活で朗らかな性格になって、行動も積極的になった。

以来65歳の今日まで、ジムに通ったり、最近は、自宅にジムを作って、週2～3回ウェイト・トレーニングをやり、週5回は、1日につき約10㎞（1時間）のジョギングをかかさない。

また、食事は朝食に人参・リンゴジュース2杯に生姜紅茶1杯、昼食は、25歳から46歳までは、とろろそばを食べていた。しかし46歳から59歳までみのもんたさん司会の「おもいっきりテレビ」に毎月1回程度出演していたせいもあり、少々、有名になると、昼休みに雑誌や新聞の取材が毎日入り、今は、昼食は記者の方と、黒糖をたっぷり入れた生姜紅茶を2杯飲むだけで済ませている。

夕食は、ビール、焼酎（または日本酒）を飲みながらタコ刺し、イカ刺しをつまみ、その後は和食中心に食べる、という食生活である。

この食生活で、今でもベンチ・プレスは100kg近くを挙上できるし、65歳の今日、218ページの写真のように、ぜい肉なしの筋肉モリモリの体を保っている。

45年間一度も病気をしたことがないし、薬も1錠も服用していない。これも、筋肉運動と和食中心の小食のおかげと思っている。今でも、診察、講演に、テレビ・ラジオ出演に……と1年365日、1日も休まず働いている。

去年から年金も入るようになったし、孫も2人いるが、若い頃と比べて、「年老いた」という実感は全くない。31歳の時に生まれた長女を抱いた時の感触・感慨と、その長女が生んだ娘（孫）を60歳の時に抱いた感触・感慨は全く同じで、孫の方が重いとか、「俺も年とったな」などという実感は全くない。第一、31歳の時と60歳の時（そして今65歳になっても）、筋肉・筋力とも全く変わっていないのだから、年老いた、と感じるはずはないのである。

26ページで示したように、筋肉を鍛えれば、ほとんどの病気が防げるし、老化とも無縁でいられる。

私は、常日頃、患者さんには「これからの人生で一番大切なことは、筋肉を鍛えることですよ。貯筋ですよ」と申している。

筋肉さえ鍛えれば、若さを保てるし、たとえ、少々、老いを感じている人でも、体と心の健康を甦らせることができる。

本著をお読みの方は是非、「ウォーキング」「3分運動」から始められて筋力をつけ、病気知らずの若々しい人生を送っていただきたいものだ。

最後に、本著の企画、編集をしてくださった文庫出版部の前原真由美さんに、深甚の謝意を表したい。

石原結實

2014年6月

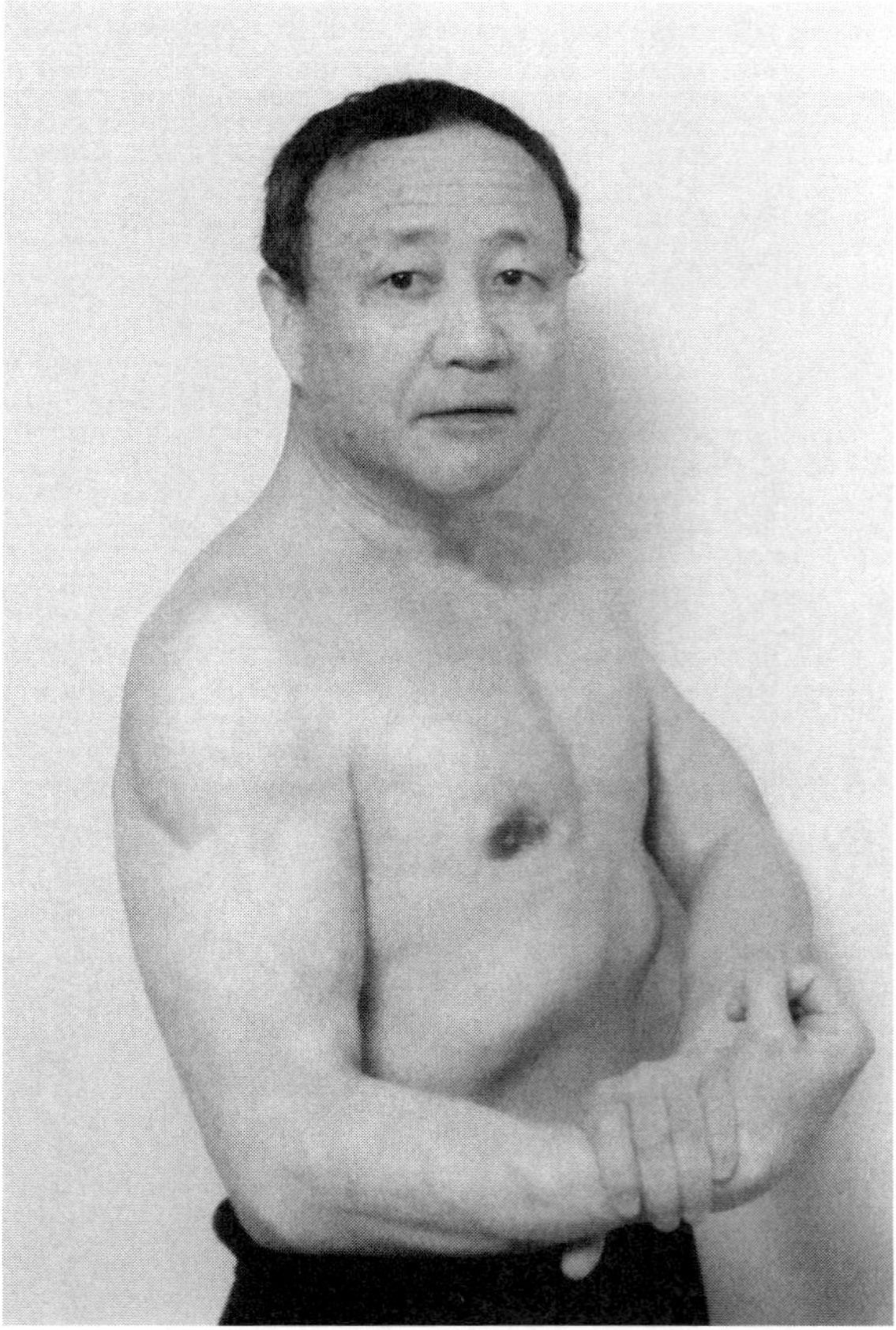

著者近影

著者紹介
石原結實（いしはら　ゆうみ）
1948年、長崎市生まれ。医学博士。長崎大学医学部卒業、同大学大学院医学研究科博士課程修了。現在、イシハラクリニック院長として漢方薬と食餌気療法指導によるユニークな治療法を実践するかたわら、全国各地で数多くの講演を行う。
先祖は代々、鉄砲伝来で有名な種子島藩藩医。３代前は薩摩藩に英国医学を伝えたウィリアム・ウィリスに師事して外科学を修め、後に上京して済生医学舎に学んだ石原平次郎民也。コーカサス・グルジア共和国科学アカデミー長寿医学会名誉会員。
著書は『「医者いらず」の食べ物事典』『石原式「朝だけしょうが紅茶」ダイエット』『「食べない」健康法』（以上、ＰＨＰ文庫）、『生姜力』（主婦と生活社）、『「体を温める」と病気は必ず治る』（三笠書房）、『新 健康力大全』（ＫＫロングセラーズ）など200冊以上。

本書は、書き下ろし作品です。

PHP文庫　男が老化しない生き方

2014年8月19日　第1版第1刷

著者	石原結實
発行者	小林成彦
発行所	株式会社PHP研究所

東京本部　〒102-8331 千代田区一番町21
文庫出版部　☎03-3239-6259(編集)
普及一部　☎03-3239-6233(販売)
京都本部　〒601-8411 京都市南区西九条北ノ内町11

PHP INTERFACE　http://www.php.co.jp/

組版	朝日メディアインターナショナル株式会社
印刷所 製本所	図書印刷株式会社

ISBN978-4-569-76212-8